JN106063

低身長治療の専門医が教える!

13歳からでも身長は伸ばせる!

10の成長スイッチ

東京神田整形外科クリニック院長
田邊 雄

PHP

低身長治療の専門医が教える！
13歳からでも身長は伸ばせる！　10の成長スイッチ

もくじ

第3章 これで身長を伸ばす! 10の成長スイッチ

はじめに

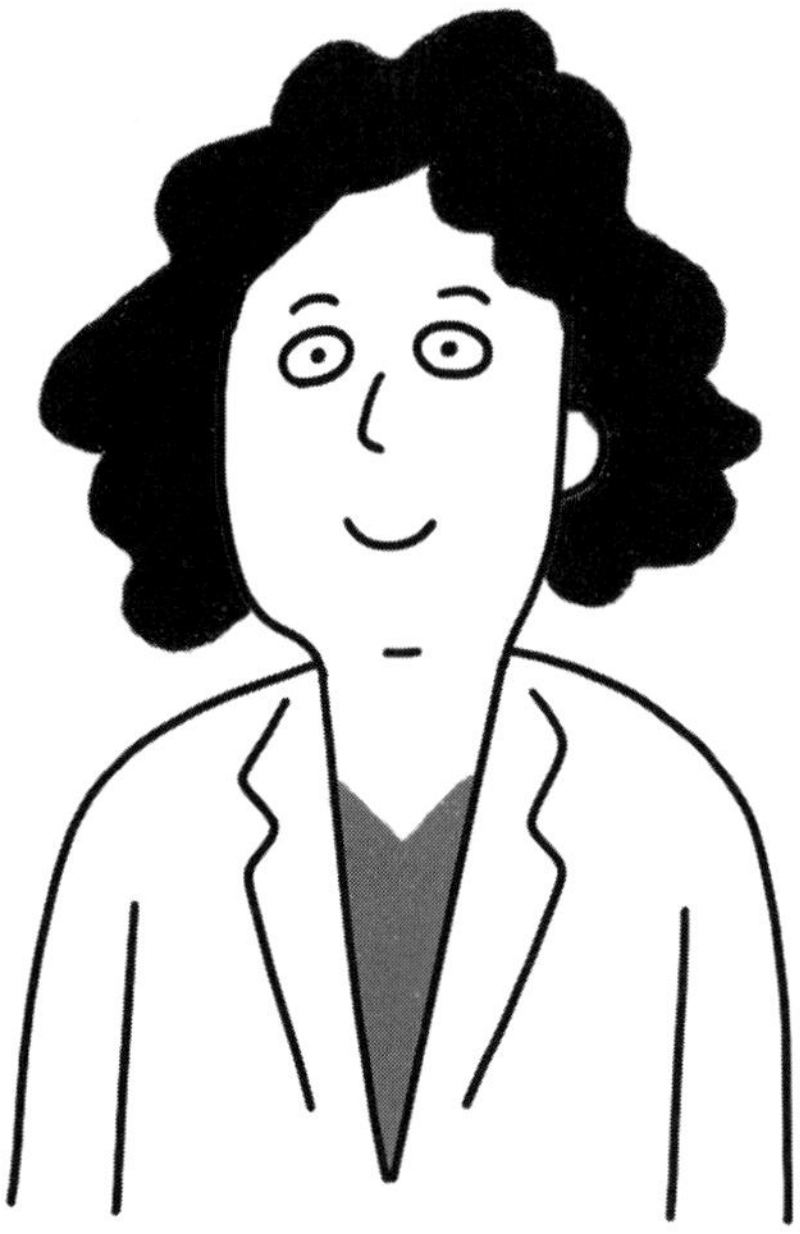

「もっと身長を伸ばしたい！」と切実に願う子どもは多いものです。そして、そんな子どもの様子を見て、「なんとかしてあげたい」と思うご家族も、たくさんいらっしゃるでしょう。

私、「身長先生」こと田《た》邊《なべ》雄《ゆう》が院長を務める東京神田整形外科クリニックにも、そんな親子が大勢いらっしゃいます。

このクリニックでは、一般的な整形外科で行う治療のほかに、特別外来として「子どもの身長を伸ばす」治療を行っています。

動画共有サイトでも、チャンネル『身長先生 田邊雄』を運営し、身長を伸ばすためのノウハウ・知識を発信しています。

私の整形外科医としての専門分野のひとつが、「小児体質性低身長治療」。体質性とは、病気による低身長ではなく、本人の体質として小柄である、ということです。

医師の仕事は病気を治すこと。これが大原則です。そういう意味では、私の仕事は原則から外れています。しかし私は、この仕事は世の中に絶対に必要だと思っています。

病気による低身長を治療するお医者さんは、すでに大勢いらっしゃいます。しかし実際のところ、そこへ相談に訪れる方々の9割以上は、病気ではなく、実は体質に原因があります。

となると、お医者さんの答えはこうなります。「病気ではないので心配いりません」「体質なので、治療の必要はありません」。

相談に来た人は、それで納得するでしょうか？そうはいかないでしょう。だって、「背が高くなりたい」という悩みは、何ひとつ解決しないままなのですから。

私が「体質性低身長」のお子さんの診療を通して行うのは、病気ではなく、こうした「悩み」を

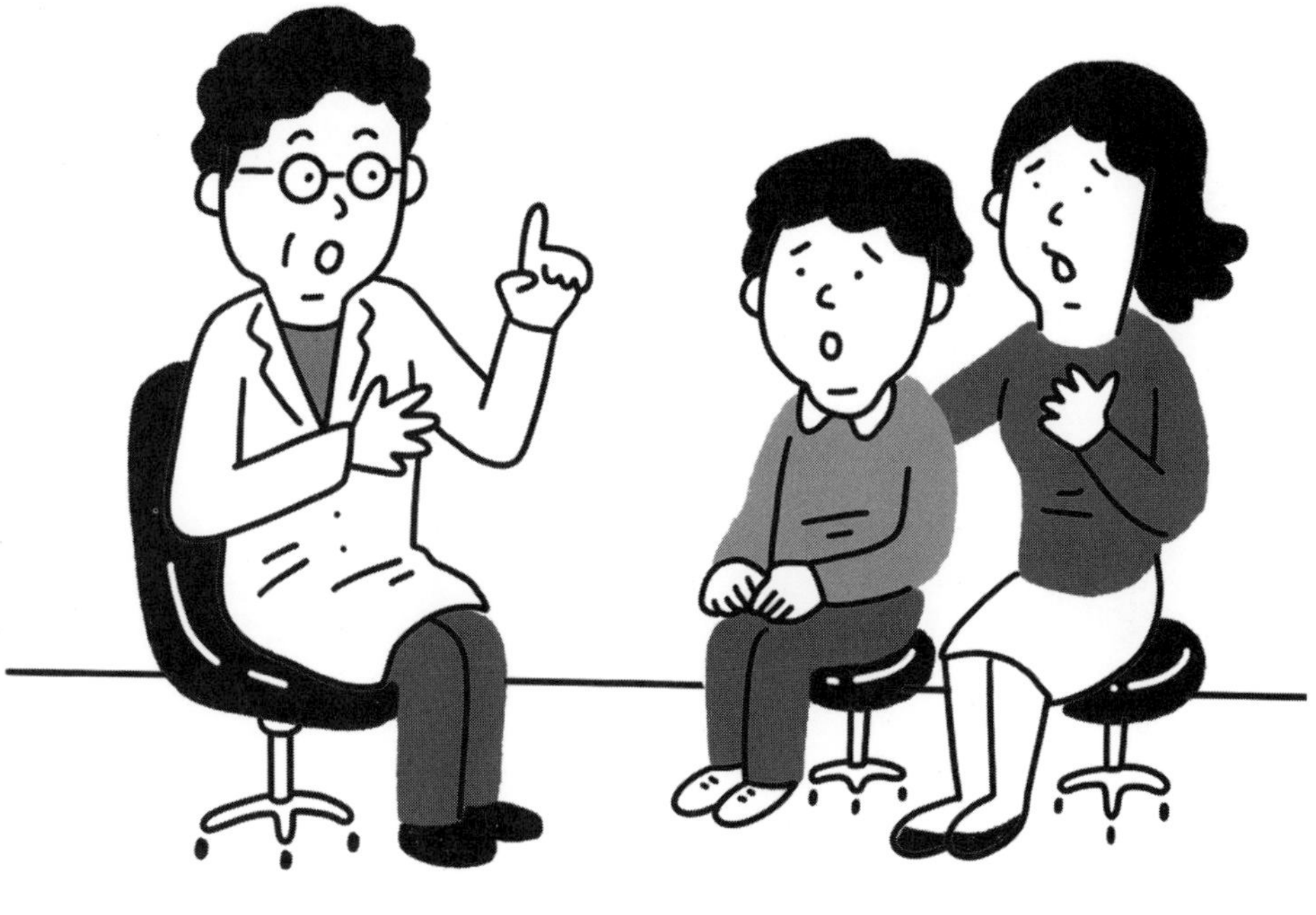

解決することです。これもやはり大事な医師の仕事だと私は考えています。

ちなみに「低身長」の治療、とは言いましたが、客観的にどう見ても低くなくとも、本人が求めるなら――たとえば175センチの子が180センチになりたいと望むなら、相談に応じます。

さて、みなさんの悩みはどのようなものでしょうか。お子さんは何歳で、今の身長は何センチでしょうか。最終的にどれくらい伸びるか知りたいのでしょうか。はたまた、何をすれば伸びるのかわからず、迷っているのでしょうか？

この本は、必ずそれらの指針になります。

背が伸びるしくみ、止まるしくみ、すべきこと、してはいけないこと。最新の医学的根拠に基づく知識を、伝えられる限りお伝えします。

第1章では、身長が伸びるメカニズムについてお話しします。

第2章では、第1章の話に基づき、幼児期・学童期・思春期に起こることや、体質の見分け方などをお伝えします。

第3章では、身長を伸ばすために日常生活の中でできることを、詳しく語っていきます。

さて、本編に入る前にもうひとつ、注意していただきたいことがあります。

身長が伸びる可能性には、期限があります。ある段階で「これ以上はもう、1ミリも伸びません！」というときが、誰にでもやってくるのです。

5歳なら、それはまだまだ先ですが、13歳なら……ウカウカしてはいられません。

この本で知ったことを、ぜひ実践してください。迫りくるリミットまで、悔いなく過ごしてください。子どもとご家族のがんばりを、私は全身全霊で応援しています！

第1章

身長はどのようにして決まるのか

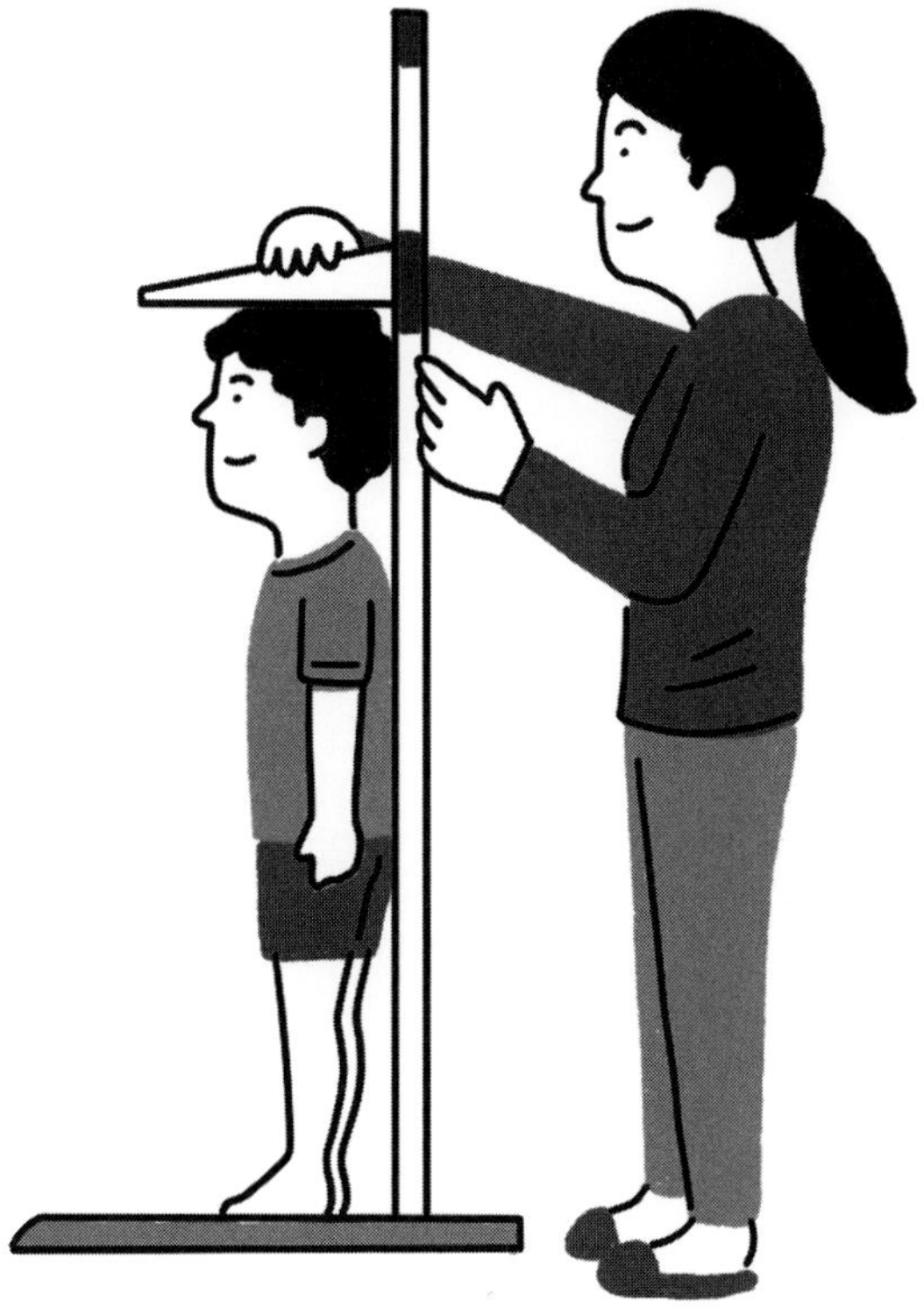

最終身長を決める要素

◆遺伝ですべてが決まるわけではない

私が営むクリニックには日々、さまざまな子どもと、そのご家族が訪れます。

患者さんの7割がたは、男の子です。サッカーや野球、卓球、水泳などをしている子も多く、スポーツで有利に戦いたい、と願う子が多く見られます。

女の子の場合も同様です。バスケットボールやバレーボールのほか、バレエを習っている子、モデルを目指している子もいます。

初診のとき、私はそんなみなさんに「カウンセリングシート」というものを書いてもらいます。

その主な目的は、「最終身長」を予測すること。最終的に何センチまで伸びしろがあるか、つまり、成長期が終わって大人になったときに何センチになるかを、潜在的な可能性も含めて分析・検討していきます。

そこには、さまざまな検討要素があるわけですが——みなさんは、身長を決める要素には、どのようなものがあると思われますか？

「それはやはり、遺伝でしょう！」と答える方が多いと思います。

確かに、遺伝は身長に強く影響します。しかし、あくまで要素のひとつにすぎません。

「遺伝だから、伸びなくても仕方ない」と言い切ることができてしまうなら、私のような医師の出番はありません。医師のサポートや、本人の努力などによって、後天的に変えられる可能性はまだまだあるのです。

◆気温と身長の意外な関係

医学というより、生物学的な話になりますが、「気温」が身長に影響する、という説があることをご存じでしょうか。

日本人に比べると、全般的に西洋人のほうが、背が高い印象ですね。これは「気温」と関係があると考えられています。

暑い国の人、たとえばインドネシア人の平均身長は、男性１５８センチ・女性１４７センチ。これに対して、寒いオランダでは、男性１８４センチ・女性１７１センチです。

日本の中でも同じ傾向が見られます。平成26年

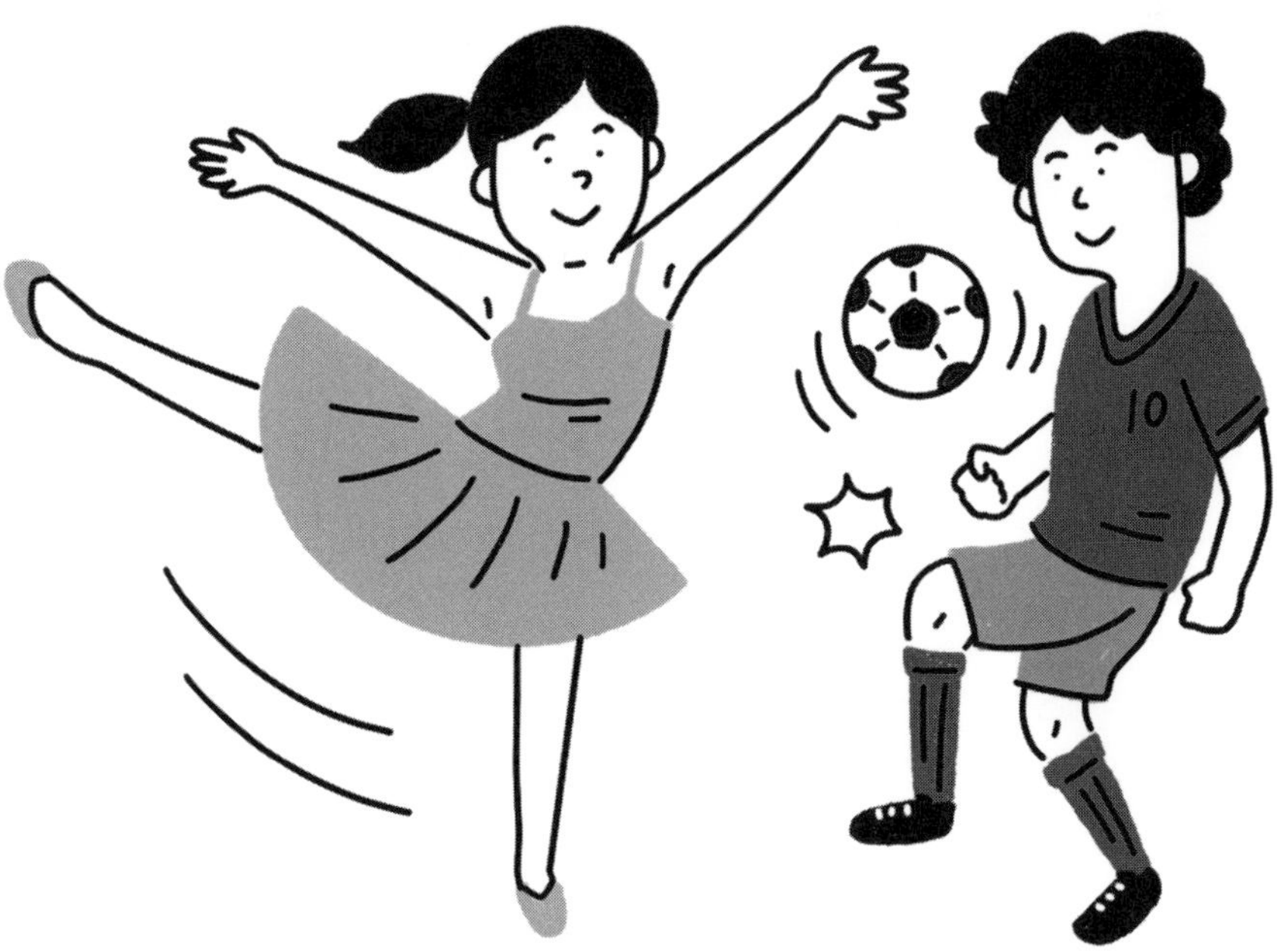

度の学校保健統計調査によると、17歳男子で身長の高い県は、石川県、秋田県、富山県、福井県と、北陸や東北が占めています。逆に、低い県は沖縄県、福岡県、島根県などの温かい地域です。

この現象はドイツの動物学者、C・ベルクマンが提唱した「ベルクマンの規則」に該当するものと考えられます。生物は寒い地域に行くほど、体温を維持するために体の表面積を増やす、という法則です。

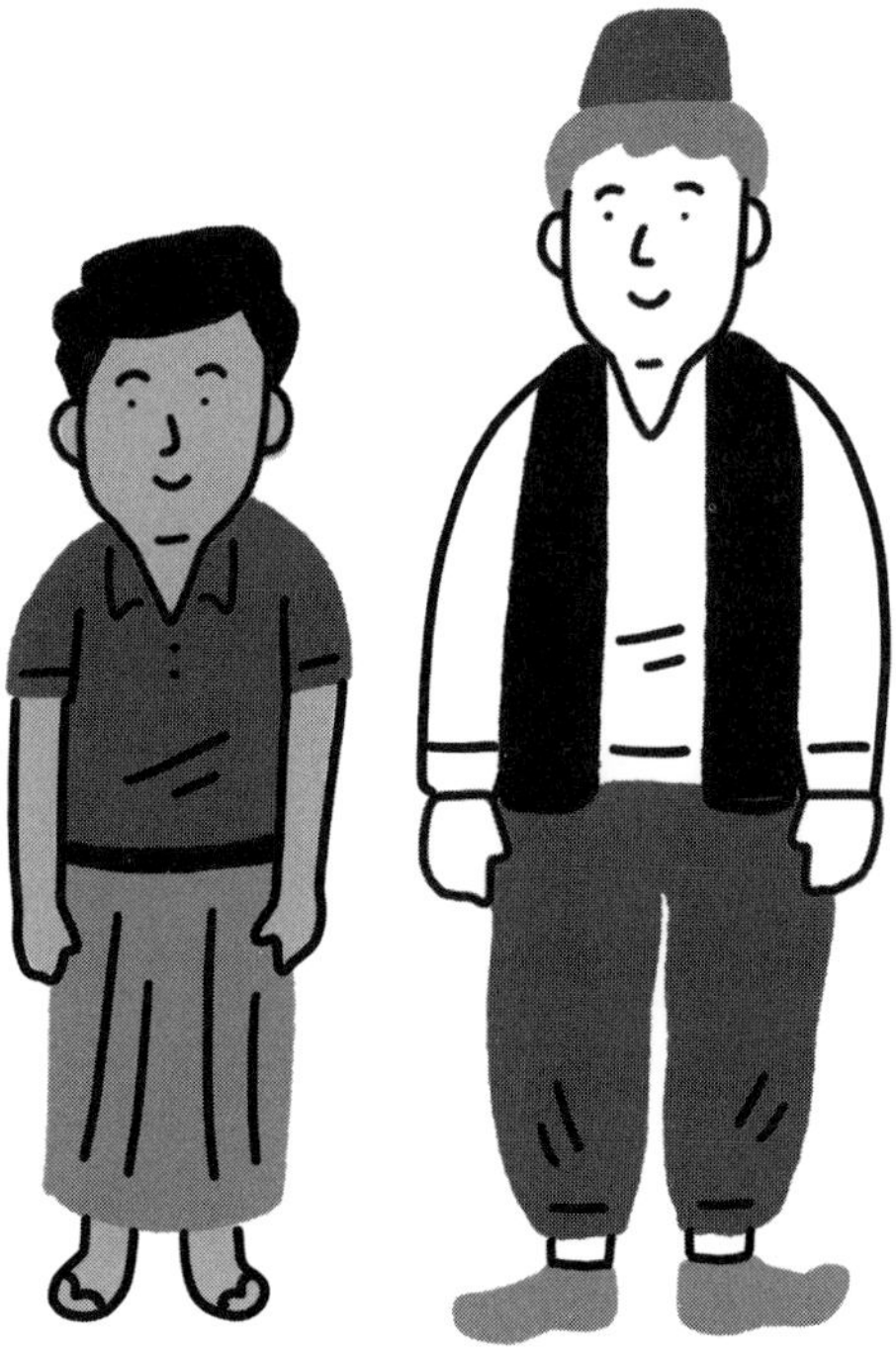

ということは、寒い地域に移住すれば、身長は伸びるのでしょうか。

その可能性はあります。しかし、これはそう簡単に実行できることではないでしょう。

もう少し現実的な、個人の努力の範囲内で、できることは何でしょうか。

最終身長を左右する「6要素」とは

この70年間で、日本人の平均身長は10センチ程度伸びています。

1950年の段階では、男性が161・5センチ、女性が150・8センチでした。これが2020年になると、男性が171センチ、女性が1

５８センチになっています。

考えられるもっとも大きな理由は、食生活の改善です。終戦直後のころの日本は貧しく、大人も子どもも栄養不良の状態でした。

しかし、その後の復興に伴い、食生活も豊かになりました。それが身長に影響を及ぼしたことはあきらかです。

つまり、栄養は身長と深いかかわりがあるのです。ここは、みなさんが大いに努力できる点です。どのような栄養素が好影響をもたらすかについては、第3章で詳しく説明します。

一方、しっかり栄養をとってさえいれば伸びるわけではない、ということもまた事実です。

70年で著しく伸びた日本人の平均身長は、ここ数年で少しずつ縮んでいると指摘されています。

おそらく、これはひとつの「飽和点」でしょう。栄養改善による伸びしろは、（日本人の平均値に対しては）もうほとんどない、と考えられます。

では、ほかに何ができるでしょうか。

その鍵を握るのが、冒頭に述べた「カウンセリングシート」です。

患者さんに記入してもらう項目、こちらで調べる項目の双方がありますが、その内容は、最終身長を決める「６要素」でできています。

すなわち、**①現在の身長　②過去の身長　③両親の身長　④レントゲン検査による骨年齢測定　⑤採血結果　⑥思春期症状**です。

最初の３つはともかく、レントゲンや採血、そして「思春期」がどうかかわるのだろう、と思われるでしょう。それには、身長の伸びる「しくみ」を知ることが大切です。

では、６つの要素に従って、そのメカニズムを解説していきましょう。

成長曲線は、不便なツールだった!?

◆「SD値」は決定的な指標ではない

過去から現在までの身長というと、「成長曲線」を連想する方が多いと思います。母子手帳には、生後12カ月間の「乳児身体発育曲線」のグラフが載っていますね。成長曲線はそれよりスパンが長く、0歳から18歳ごろまでの長期にわたり、男子用と女子用、それぞれの身長と体重の推移がグラフ化されています（左図参照）。

このグラフの右側にある「○○SD」とは、「Standard Deviation（標準偏差）」といって、ここでは同年齢の平均身長と比べて、どれくらい高いか、低いかを示す指標です。

平均値よりも高いほど＋（プラス）1SD、＋2SDと増えていき、低ければ－（マイナス）1SD、－2SDとなります。－2SD以下が医学上の「低身長」とされ、日本人の人口の約2％がそれにあたると言われています。

現在の身長から、SD値を出すための計算式もあります。しかし、ここでは言及しません。現時点で平均より上か下かということは、今後の身長の伸びに決定的に影響するわけではありませんし、成長の過程で、SD値は変動するからです。

ですから、あまり細かく考えず、もっと伸ばせるよう努力して、もっと＋のSDに移っていこう、という具合にとらえてください。

成長曲線の例

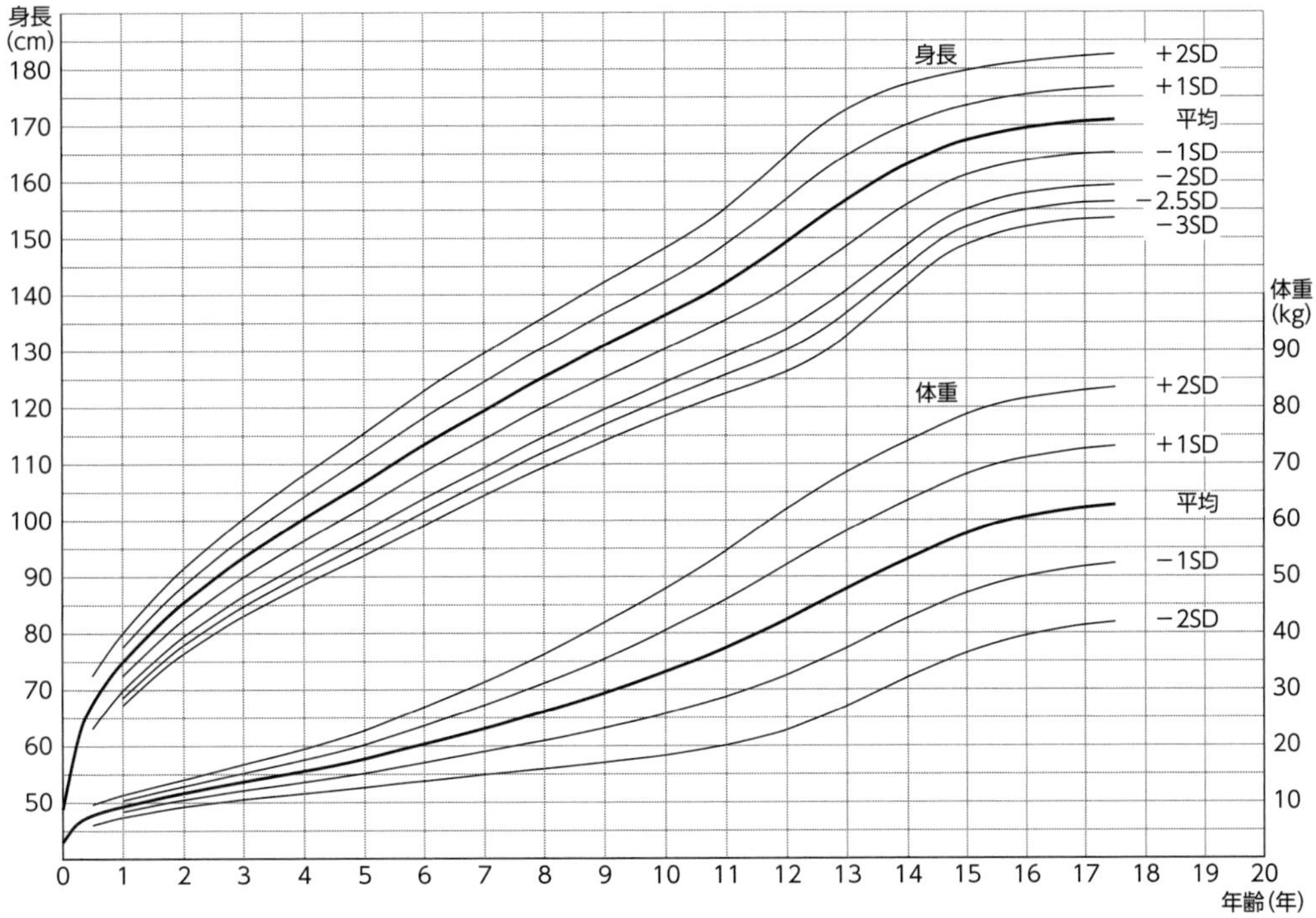

✦グラフ形式では、数字が見えづらい

実は「成長曲線」は、身長予測をするには、あまり便利なツールではありません。グラフ形式だと「数字」が見えづらいのです。みなさんも、自分（あるいは子ども）の身長をグラフ上で確認しようとすると、不便さを感じると思います。

グラフの縦軸に記された身長を示す数字の刻みが粗すぎて、「だいたいこのへん？」と目分量で当たりをつけるしかないのです。

いずれかのSD値の曲線に近いものを見つけて、最終的に到達する数字を見ても、やっぱり「だいたいこのへん？」となります。

そこで私は、より正確を期すために、このグラフの曲線の数値を「表」に落とし込みました。

それが、本書の巻末についている「成長シート」です。次ページから使い方を解説します。

「成長シート」の使い方

◆成長シートで未来がわかる

この本の巻末に三つ折りで綴《と》じてある「成長シート」を見てみましょう。

成長シートには、男子用（表）と女子用（裏）の2種類があります。細かい数字の羅列に驚かれるかもしれませんが、成長曲線のグラフを数字にすると、こういう表になるのです。

縦方向は年齢です。上から下へ、3歳から18歳まで、3カ月ごとに刻まれています。

横方向がＳＤ値です。母子手帳などに載っている成長曲線のＳＤ値よりも刻みが細かいですが、要は「右にいくほど高身長」ということです。

この表で、今の身長がどの位置にあるかを確認してみましょう。

左端の「年齢」から、自分の年齢を見つけ、そこから真横に視線を動かしていきます（長めのものさしがあると便利です）。そして、今の身長に一番近い数字を見つけましょう。

この時点でわかることは2つ。今のＳＤ値と、このまま平均的に育ったときの最終身長です。

たとえば8歳1カ月の男子で、身長が１２３・４センチなら、「8歳」のところを見ます。真横にたどると、一番近い数字は「１２３・３」。現時点では平均より心持ち低めの、「－０・２５ＳＤ」です。

続けて、この列を真下にたどっていくと、「18歳」のところに「169・1」と記されているのがわかるでしょう。

◆これからの伸び率には個人差あり

ここで、「170センチに届かないのか！」など嘆く必要はありません。この数字はけっして「最終宣告」ではないのです。

これはあくまで、「このあとの平均的な伸び率を示した場合」の、統計上の数字にすぎません。

これからの伸び率は、当然、1人ひとり違います。成長シートを使うと、その予測も、ある程度立てることができます。そこで役立つのが第二の要素、「過去の身長」のデータです。

過去の身体測定のデータを集めて、「現在の身長」と同じ要領でチェックしてみましょう。さらにいろいろなことが見えてきます。

最終身長の調べ方

14歳９カ月	151.5	152.0	152.5	153.0
15歳	153.0	153.5	154.0	154.5
15歳3カ月	153.8	154.3	154.8	[illegible]
15歳6カ月	154.5	155.0	155.5	[illegible]
15歳9カ月	155.3	155.8	156.3	[illegible]
16歳	156.0	156.5	157.0	[illegible]
16歳3カ月	156.3	156.8	157.3	[illegible]
16歳6カ月	156.5	157.0	157.5	[illegible]
16歳9カ月	156.8	157.3	157.8	[illegible]
17歳	157.0	157.5	158.0	[illegible]
17歳3カ月	157.3	157.8	158.3	[illegible]
17歳6カ月	157.5	158.0	158.5	[illegible]
17歳9カ月	157.8	158.3	158.8	[illegible]
18歳	158.0	158.5	159.0	159.5

たとえば15歳で154.5cmなら、
最終身長は159.5cmである、
と統計上は推測できます。

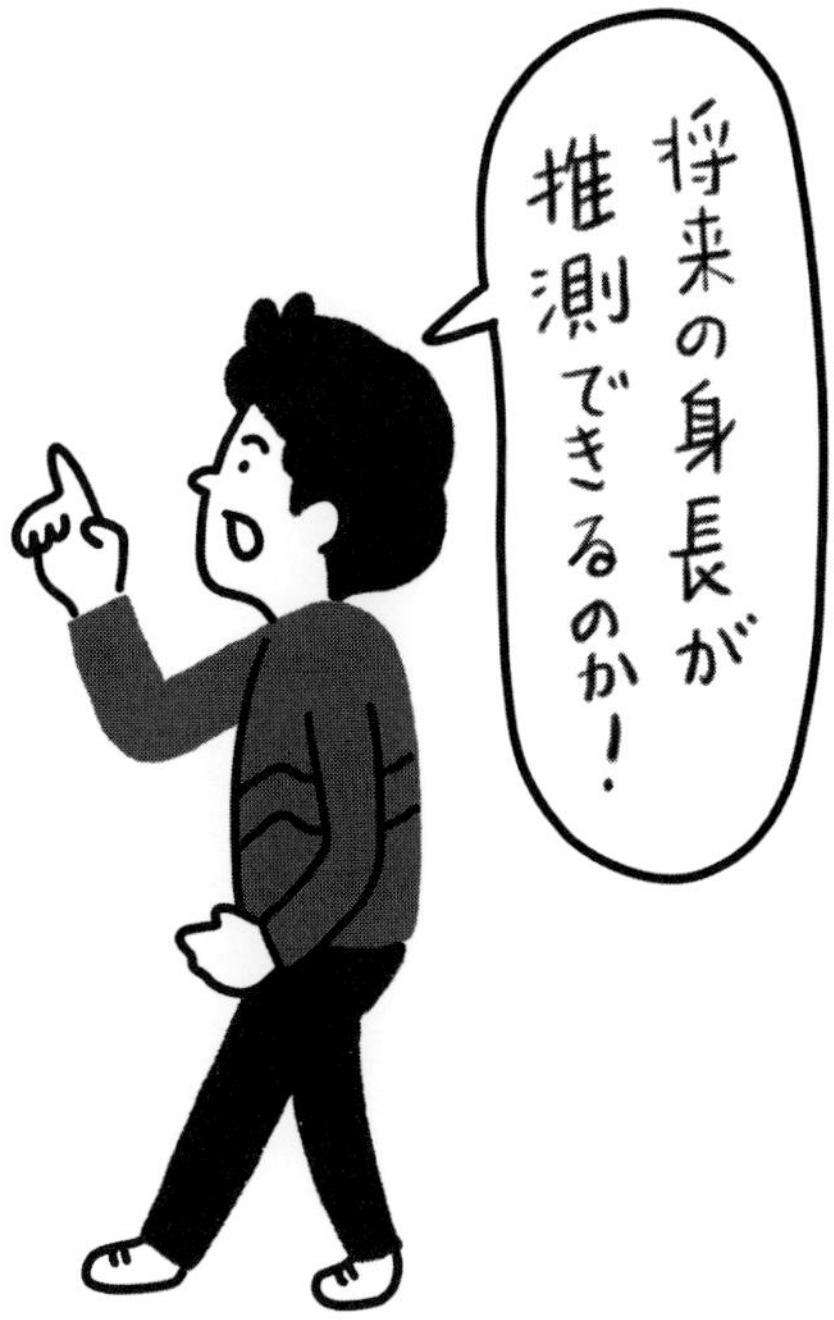

データから見える「早熟」と「晩熟」

◆過去と現在の推移を見てみると……

過去のデータも重要です。身長がいつ、何センチだったかを確かめ、もっとも近い数字を見つけて、蛍光マーカーや赤ペンなどで印をつけましょう。子どもは日々成長していきますから、同じ10歳でも、3カ月と9カ月では大違いです。成長シートの刻みは基本的に3カ月ごとなので、できるだけ近いところをマークしてください。

マークが増えてきたら、伸び方の特徴が見えてきます。同じ列を真下に落ちていくようなら、平均的な伸び率ということです。このままの生活を続けていくと、今後も平均的に伸びて、一番下の数字が最終身長になる可能性が高くなります。

もし、マークが左下に向かっているなら、平均よりも「伸び率」が低いということです。右下に向かっているならば、平均より高い伸び率を示したということです。しかし、たいていの場合、マークの位置は常に左右に揺れます。

以上を踏まえた上で、「現在の身長」、つまり直近のデータを基準点にしましょう。ここから、真下に落とした最後の数字を確認します。

問題は、その数字の左に行ってしまうか、それとも右に行けるかです。過去の推移から読み解けるのは、どんな未来でしょうか？　ここで重要になるのが、「早熟」「晩熟」という考え方です。

✦晩熟のほうが、最終身長は高い

もし体質的に早熟であれば、この先マークを続けるうちに、左のほうへシフトしていく可能性が高くなります。晩熟な体質ならば逆に、右にシフトしていきます。

早熟タイプのマークをたどると、早期に急激に右に向かい、早めにピークを迎え、その後反転して左に向かうという、「不等号（＜）」のような形の動きがよく見られます。

これに対して晩熟タイプは、幼いころの伸び率は控えめで、あとから追い上げてきます。早熟が「＜」のように直線的で強い角度を描くことが多いのに対し、晩熟の推移は曲線的で、緩やかに右に向かいます。

そして、「早熟タイプよりも晩熟タイプのほうが最終身長は高くなる」のが一般的な傾向です。

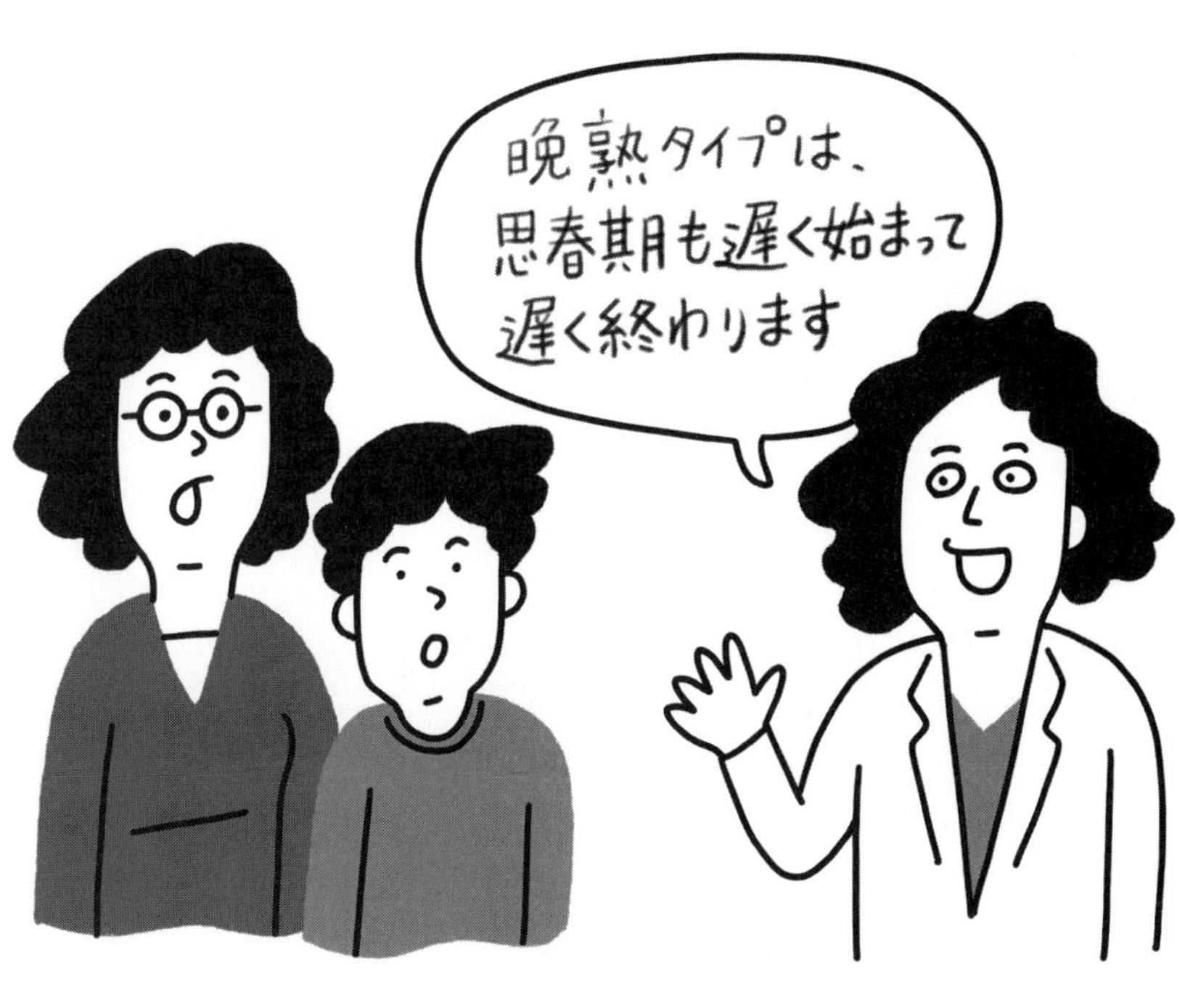
晩熟タイプは、
思春期も遅く始まって
遅く終わります

両親の身長からわかる「遺伝身長」とは

◆学童期は両親の身長が手掛かりに

体質的に早熟か晩熟かは、思春期にさしかかってからの身長データや、そのほかの特徴が見えていないと、まだ判然としません。

5～9歳ごろの、まだ思春期が訪れていない子どもの場合、私は「両親の身長」を重要なファクターとして予測を行います。

ここで、遺伝身長（両親の身長から予測される最終身長）を出す計算式を紹介しましょう。この計算方法は、2007年に、現在浜松医科大学教授を務められている緒方勤先生が発表した論文に基づくものです。

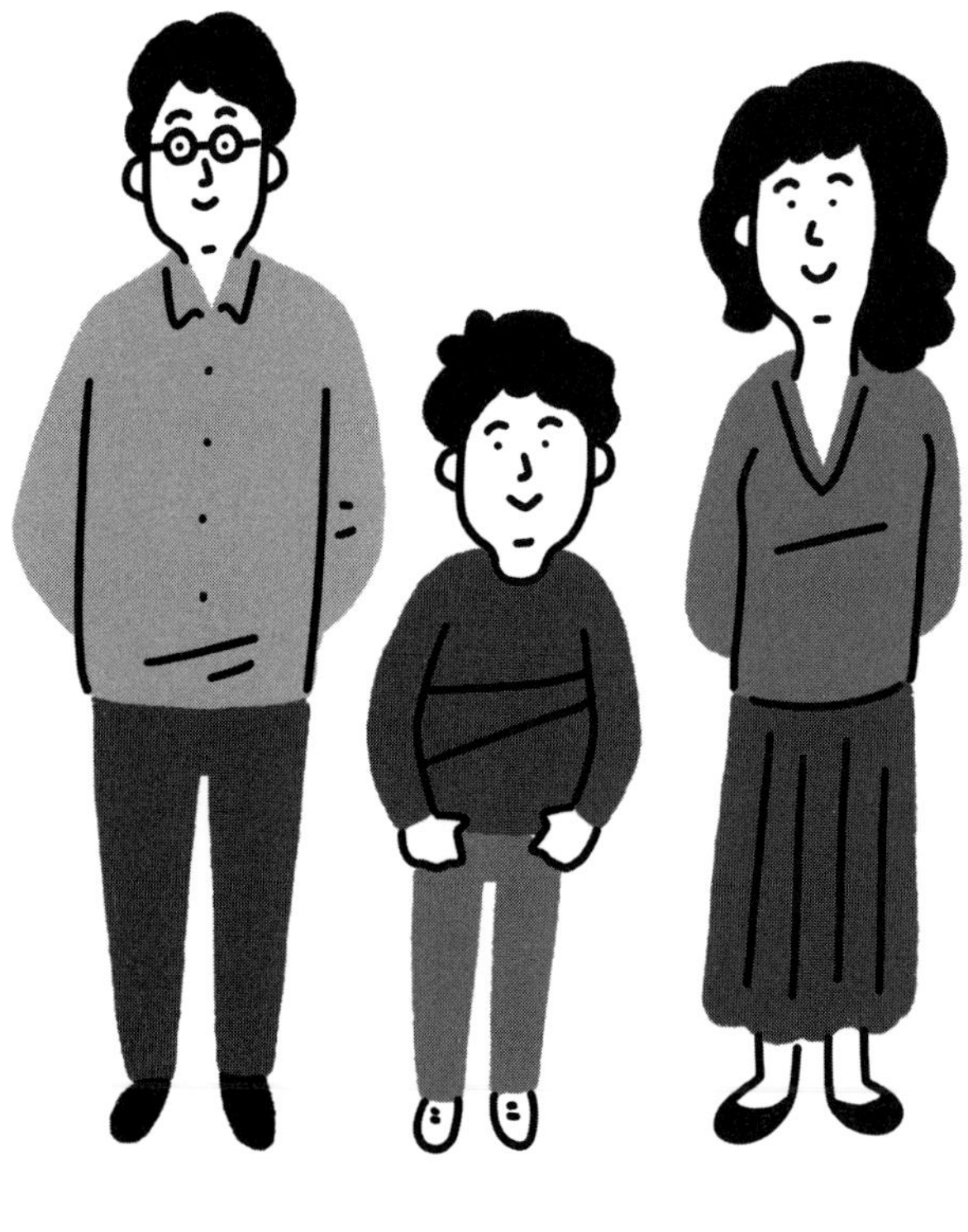

＜男子の場合＞

（父の身長 ＋ 母の身長 ＋ 13）÷ 2

父親が１７２センチ、母親が１５７センチなら、

（１７２＋１５７＋13）÷２＝１７１

となり、遺伝身長は１７１センチです。

＜女子の場合＞

（父の身長 ＋ 母の身長 − 13）÷ 2

父親が１７２センチ、母親が１５７センチなら、

（１７２＋１５７−13）÷２＝１５８

となり、遺伝身長は１５８センチです。

男子が＋13で、女子は−13になる理由は、男女の身長差を考慮してのことです。同論文では平均身長の男女差を経年的なデータとして出していますが、１９８５～２００５年の数値は12・６～12・９センチなので、切りの良い数字として13を増減しています。

◆遺伝身長には±９センチの幅がある

再び、成長シートの話に戻りましょう。現在の身長から真下に下ろしたときの最終身長を、すでに確認しましたね。これと、遺伝身長を比較しましょう。遺伝身長よりも低ければ、「この先、もっと右に行くのかも?」といった予測ができます。

なお、実は上記の式には続きがあります。

（父の身長＋母の身長＋13）÷ 2± 9

と、最後に「±（プラスマイナス）９」（女子の場合は±８）がつきます。遺伝は影響するものの、それだけの振れ幅がある、ということです。がんばって「上振れ」を目指したいところです。

最大の分岐点は「思春期」にあり

◆急激な伸びは「終わりの始まり」

思春期は、身長の一大ターニングポイントです。

思春期とは、性ホルモンの分泌が始まる時期です。これにより体がどう変わるか、親御さんはもう経験済みですね。男の子から男性の体へ、女の子から女性の体へと、さまざまな変化が訪れます。

思春期に入ると、身長の伸びにも加速がかかります。成長シートで変化をたどると、思春期に入るとともに、ぐっと右方向へと舵を切るような曲線がしばしば見られます。

思春期症状の始まりは、女子の場合、胸が膨らみ始める変化がもっともわかりやすいでしょう。一方男子はというと、医学上は「精巣容量が4ミリリットルに達すると思春期が始まる」とされていますが、いささかイメージがわきづらいですね。ですから、陰毛が生え始めるころ、と考えておくのが良いでしょう。

子どもたちが思春期に入るタイミングは、平均すると11歳6カ月ぐらいだとされています。そして、この時点から最終身長までに、平均するとおよそ25センチの身長の伸びがあります。したがって、「思春期が始まったら25センチぐらい伸びる可能性がある」と考えられます。

このように、急激に身長が伸びていくわけですが——実のところ、それは「ラストスパート」の始まりでもあります。

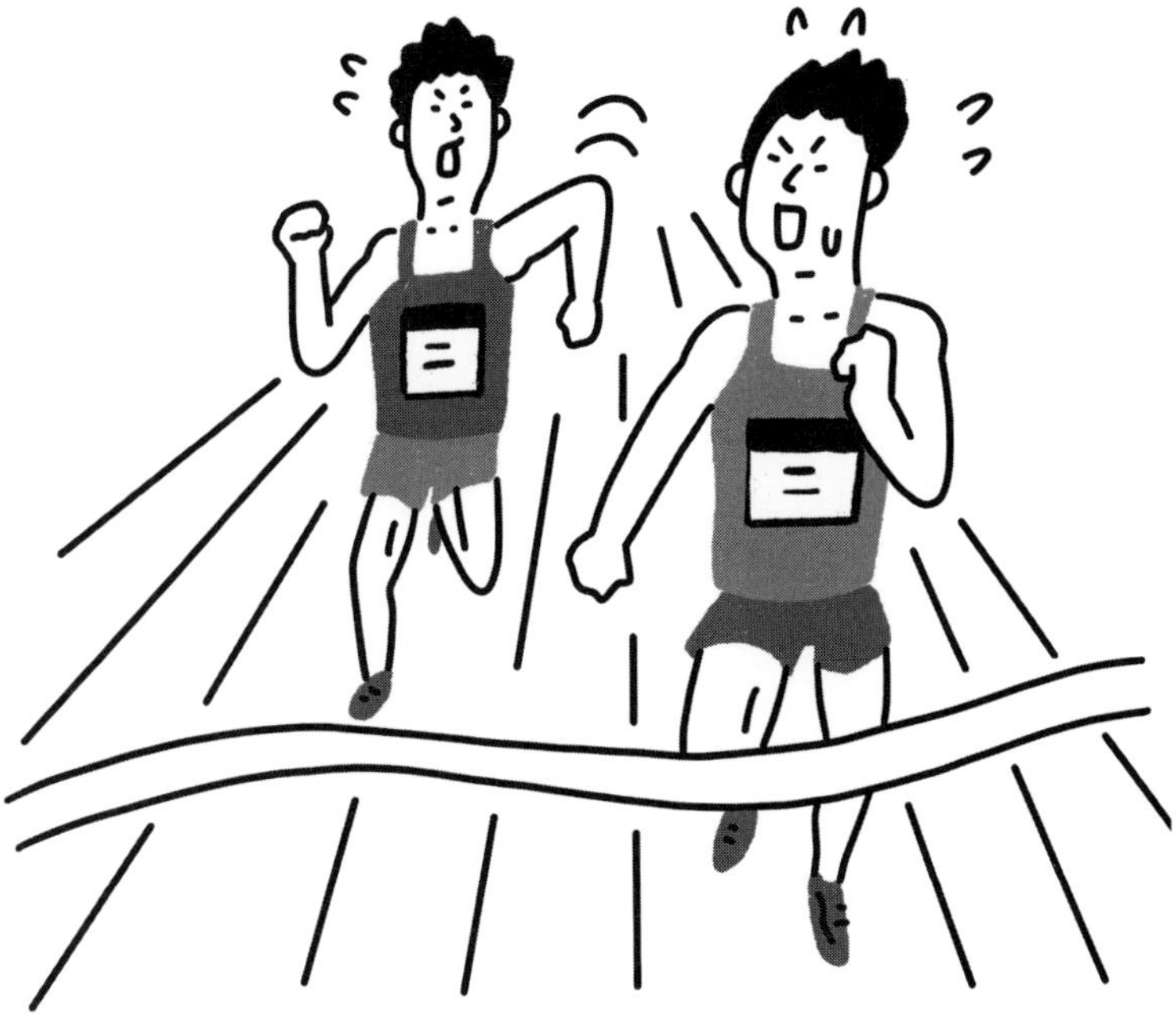

思春期が遅い子は高身長になりやすい

ラストスパートが、早く始まって早く終わるのが早熟、遅く始まって遅く終わるのが晩熟です。その見分け方は第2章で詳しく述べますが、ここでは、先ほど挙げた陰毛と乳房発達をもとにした目安を紹介しましょう。

男子は、陰毛の生え始めが11歳0カ月より早ければ、早熟と考えられます。逆に、14歳0カ月以降に生えるならば晩熟です。

女子は、乳房発達が9歳0カ月未満で始まれば早熟、12歳以降で始まれば晩熟です。

前述のとおり、最終身長は晩熟タイプのほうが高くなる傾向があります。

早熟の最終身長は「平均－5センチ」ぐらい、晩熟は「平均＋5センチ」ぐらいに収まると見られています。

デッドラインの鍵を握る「骨端線」とは

✦子どもの骨には、両端にすきまがある

身長を決める6要素のうち、「現在の身長」「過去の身長」「両親の身長」「思春期症状」という4要素を見てきました。

次に登場するのは、骨の状態です。

骨の状態は、レントゲン写真によって確かめることができます。ここで私が調べるのは、「骨端《こったん》線《せん》」がどうなっているか、ということです。

骨端線とは、骨の両端にあるすきまのことです。人体には全部で206個の骨があると言われていますが、だいたいすべての骨に骨端線があると考えていただいて構いません。

子どもの手指のレントゲン画像

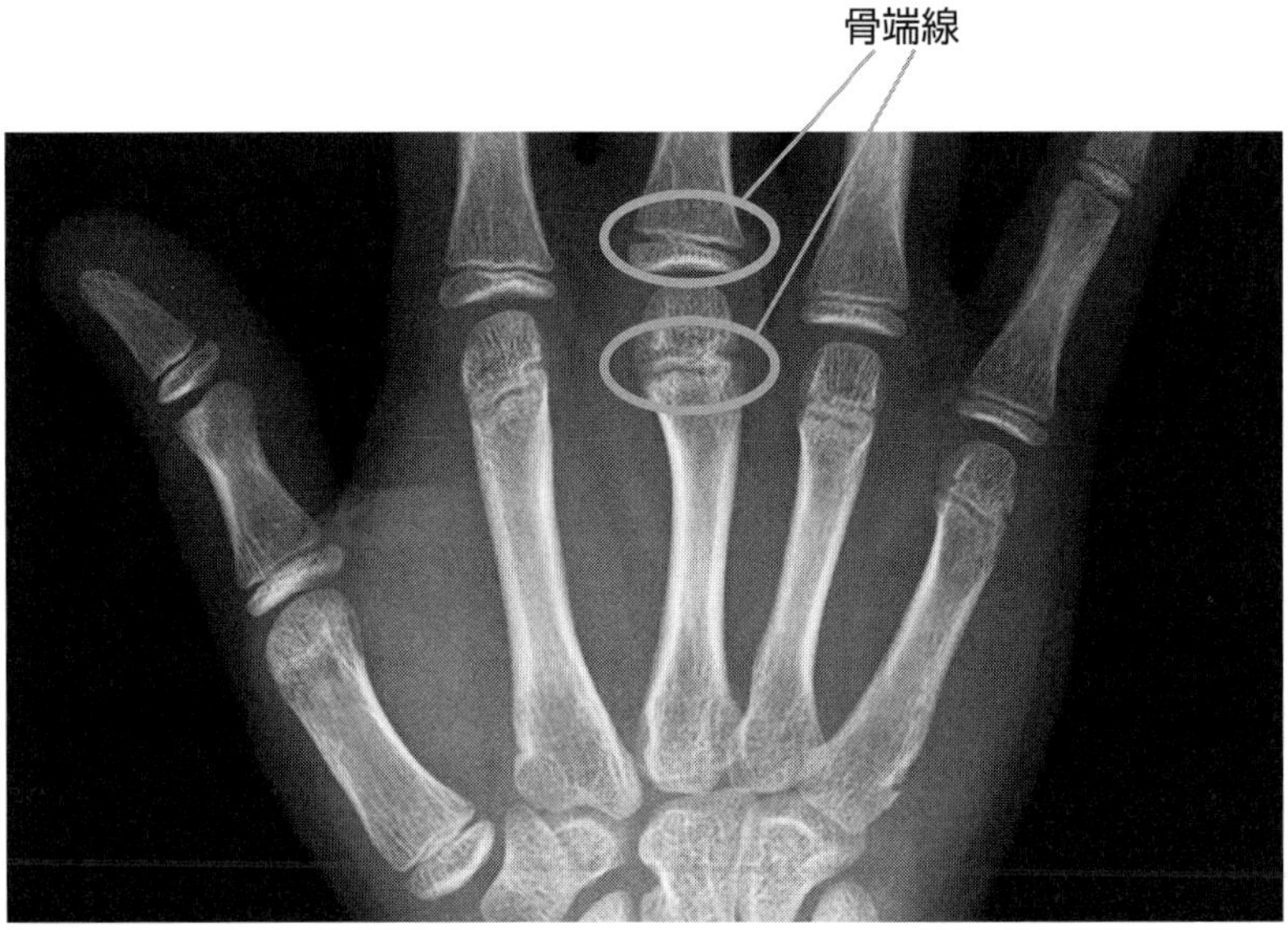

骨端線が示すのは、「身長の伸びる余地」です。身長は、このすきまを埋めるような形で伸びていきます。すきまがあいている限り身長は伸びますが、閉じたら最後、もう伸びません。つまり骨端線は、成長の「期限」を決める存在なのです。

骨端線を調べるときは、手のレントゲンを撮ります。手にはたくさんの骨があるので、１枚撮影するだけでたくさんの骨端線の様子を見ることができるのです。

年齢が進むとともにすきまは狭くなり、やがて閉じます。全部同時に閉じるわけではなく、10本のうち３本だけのこともあれば、８本閉じていることも。その割合で、医師は「骨年齢」を算定します。実年齢は14歳でも骨年齢は15歳なら、タイムリミットが１年早く迫っていることを意味します。

◆骨端線が閉じるのは中３〜高１ごろ

手のレントゲンでは、「手根骨」も重要な観察ポイントです。手根骨とは手首の部分の骨ですが、ごく幼い子どもの間は手根骨の増生が十分でなく、手首部分はスカスカにあいていますが、中学生くらいになると十分に発達しています。この発達具合も、骨年齢の判断材料になります。

骨端線は基本的に、指先のほうから順に閉じていき、一度閉じればもう、二度と開きません。その平均的タイミングは、男性なら16歳０カ月ごろ、女性は15歳０カ月ごろです。

おそらく、みなさんが思っているよりも、デッドラインは目の前に迫っていると感じたのではないでしょうか。晩熟タイプでない限り、中学生の間に命運が決まる、と見なすのが正解です。

性ホルモンは「諸刃の剣」

骨端線と思春期、どう関係する？

「中学生で終わるはずがない！」

「私は高校でも伸びていた！」

という方もいるでしょう。確かに、晩熟なら高校生になっても、超晩熟なら大学入学後も伸びます。

また、手のレントゲン写真から「骨端線が閉じた」と判断されたとしても、全身のどこかの骨にまだすきまのある場合も考えられます。手の骨端線が閉じても、肩や膝《ひざ》の骨端線が残っているケースはままあります。いずれにせよ、全身の骨端線が閉じてしまうと、もう身長は伸びません。

なかなかシビアなしくみですね。その裏側で何が起こっているのか、少し掘り下げてみましょう。

キーポイントはやはり「思春期」です。

思春期より前は、「栄養」と「成長ホルモン」が身長を伸ばす原動力となります。

成長ホルモンは、脳の下垂体（前葉）というところから分泌される物質で、191個のアミノ酸からなるタンパク質です。成長ホルモンの分泌量には個人差があり、身長の高低に強く影響します。

思春期に入るともうひとつ、強力な推進力が加わります。それが性ホルモンです。

脳の下垂体から分泌される「性腺刺激ホルモン」という物質の働きにより、精巣から男性ホルモンが、卵巣から女性ホルモンが分泌されます。

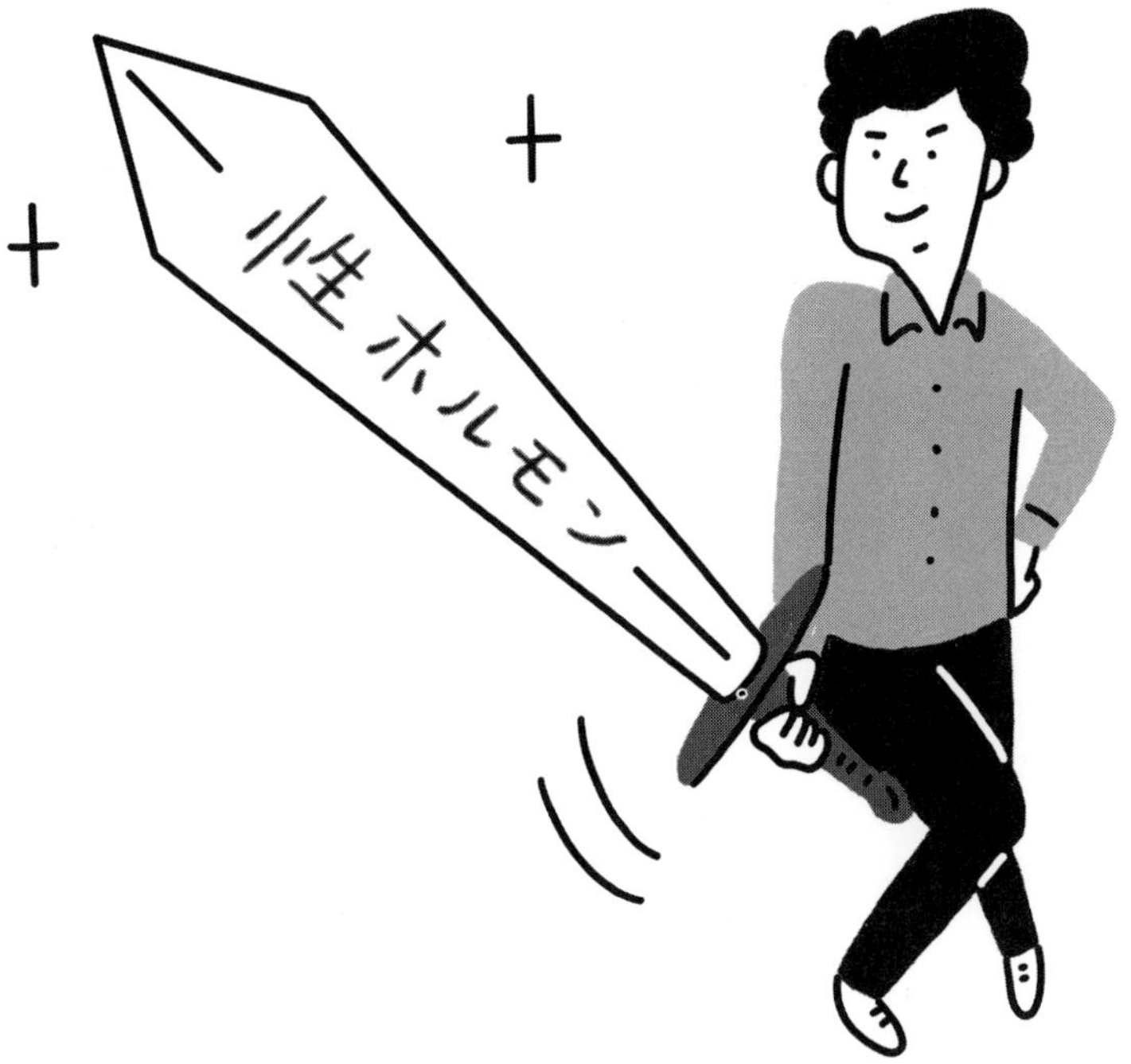

◆性ホルモン分泌は「カウントダウン」

性ホルモンの分泌が始まると、生殖器の発達や乳房発達、陰毛が生えたりひげが生えたり、初潮を迎えたり、性的関心が急激に増したり、さまざまな変化が起こります。そして、加速度的な身長の伸びが起こります。

ところが同時に、性ホルモンは、骨端線を強く閉じる作用も持っているのです。

つまり、性ホルモンは身長を伸ばすブースターであると同時に、カウントダウンのスタートスイッチ。「諸刃《もろは》の剣」ならぬ、諸刃のホルモンである、と言われています。

とくに女性ホルモンは、骨端線を閉じる作用が強いようです。世界中の国を見ても、女性のほうが男性よりも全般に身長が低いのは、女性ホルモンの影響が大きいと考えられます。

血中の「ＡＬＰ」の値からわかること

ALPの数値から見える伸びしろ

６要素のうち、最後に紹介するのが「血液検査」です。採血によってわかるさまざまなデータの中で、もっとも重視したいのは「ＡＬＰ（アルカリフォスファターゼ）」の値です。思春期前の子どもの場合はまだ参考になりませんが、思春期開始以降の数値は、その後の伸び率予測の、有効な指標となります。

ＡＬＰとは酵素の一種で、骨の代謝・合成をする際に働く物質です。成長期とともに増え、大人になるにつれて減る、という推移をたどります。

下に示したのが、ざっくりとした模式図です。

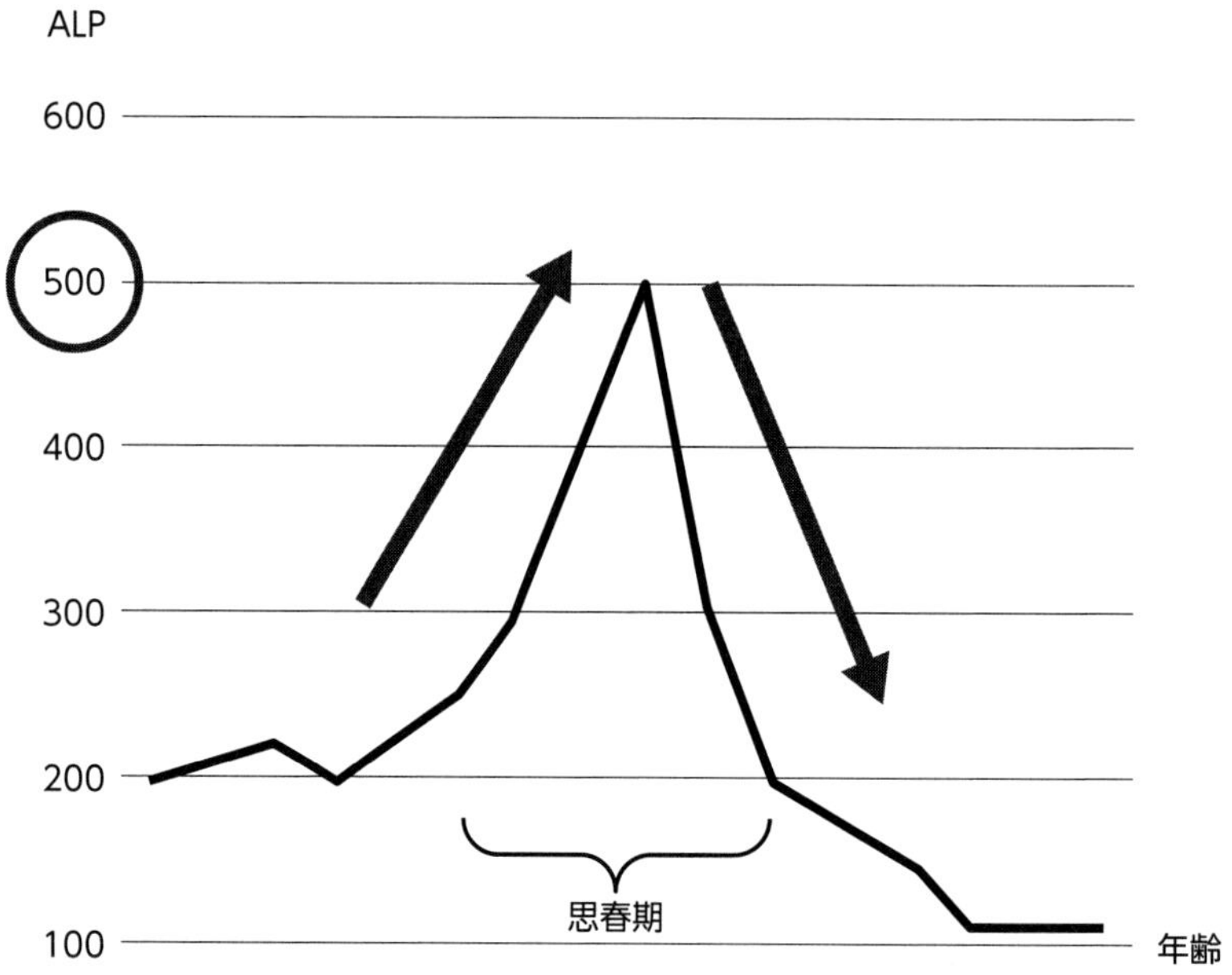

横軸が年齢、縦軸がＡＬＰの値。思春期の到来とともにぐっと上がって、５００くらいをピークに下がっていくイメージです。

なお、この本でのＡＬＰの数値は、国際基準に基づいたものです。ＡＬＰは長らく日本の基準値で表されていましたが、２０２１年４月より「ＩＦＣＣ」の世界基準に移行しました。もしお手元にある血液検査データのＡＬＰが古い日本基準で記されていたら、次の式で変換しましょう。

旧ＡＬＰ×０・35＝新ＡＬＰ

旧ＡＬＰが１０００以上なら、新ＡＬＰは３５０以上、ということです。

ＡＬＰは、このあとどれくらい伸びるかを予測するひとつの手立てとなります。

３５０を切ると、成長期がだいぶ終わってきた印象です。１７５を切ると、いよいよ終盤。１１３になったら、それは大人の基準値であり、そのときの身長が最終身長だと考えられます。

女の子のほうが全般に早熟

ＡＬＰの上昇と下降のタイミングは、早熟なら早く、晩熟なら遅くなります。

さまざまなデータからわかるのは、全般に女の子のほうが、ややピークが早めだということです。２００８年の日本小児科学会雑誌に掲載されたデータを見ると、男の子は10～13歳で１４５０（新ＡＬＰで約５００）のピークを打っています。これが女の子の場合、10歳でピークを迎えています。

世間一般的に、「女の子のほうが女らしくなるのが早い」と言われますが、ＡＬＰからも、思春期到来の早さがうかがえます。

骨端線とALPは「時間×速さ」

◆残り時間の間にどこまで走れる？

ここまで出てきた6要素を見て、総合的に身長予測をします。成長シートにマークしながら、各要素がどのように影響するか――「左に引っ張られるか、右にもっていけるか」を検討していくのです。

それぞれの要素を単体で見ても、あまり意味がありません。前ページで紹介したＡＬＰの参考値も、みんながそのとおりになるとは限りません。ＡＬＰの数値そのものだけでなく、どれくらいの勢いで減少しているか、推移を見ることも不可欠です。したがって、採血検査は複数回行われます。

ＡＬＰと骨端線との関係も重要です。

この両者の関係は、みなさんもよくご存じの「時間×速さ＝距離」という式にたとえられます。

骨端線は、時間に相当します。タイムリミットまでに残された時間です。

ＡＬＰは、速度に相当します。値が高ければ高速で走行中だということです。

◆晩熟だと背が伸びる理由

残り時間の間に、この出力で、どこまで距離（身長の伸び）を大きくできるかが勝負です。「時間（骨端線）は残り少ないけれど、速度（ＡＬ

Ｐ）は出ている」という子もいれば、その逆の子もいて、ここも個人差の出てくるところです。

なお、この両者の関係に基づけば、「なぜ、早熟だと最終身長が低くなりやすいのか」という疑問の答えも見えてきます。

下の図は、縦軸をＡＬＰ、横軸を骨端線が閉じるまでの時間として、早熟と晩熟、それぞれの典型的なラインを示したグラフです。早熟な子は早期に、急激に上がって、早々と落ちます。晩熟の子は、ゆるやかに始まり、大きな山を描いて、ゆっくりと落ちていきます。それぞれの山が形作る「面積」（つまりＡＬＰ×骨端線＝身長の伸び）を見ると、どちらが広いかは一目瞭然ですね。

さて、こうして予測ができたら、ここからが本番です。ＡＬＰのピークを上げられないか、ピークアウトを遅らせることはできないか、骨端線のリミットを延ばせないか、とさまざまな切り口で対策を考えます。つまり、残り時間を延ばして、速さを上げる方法を考えるのです。

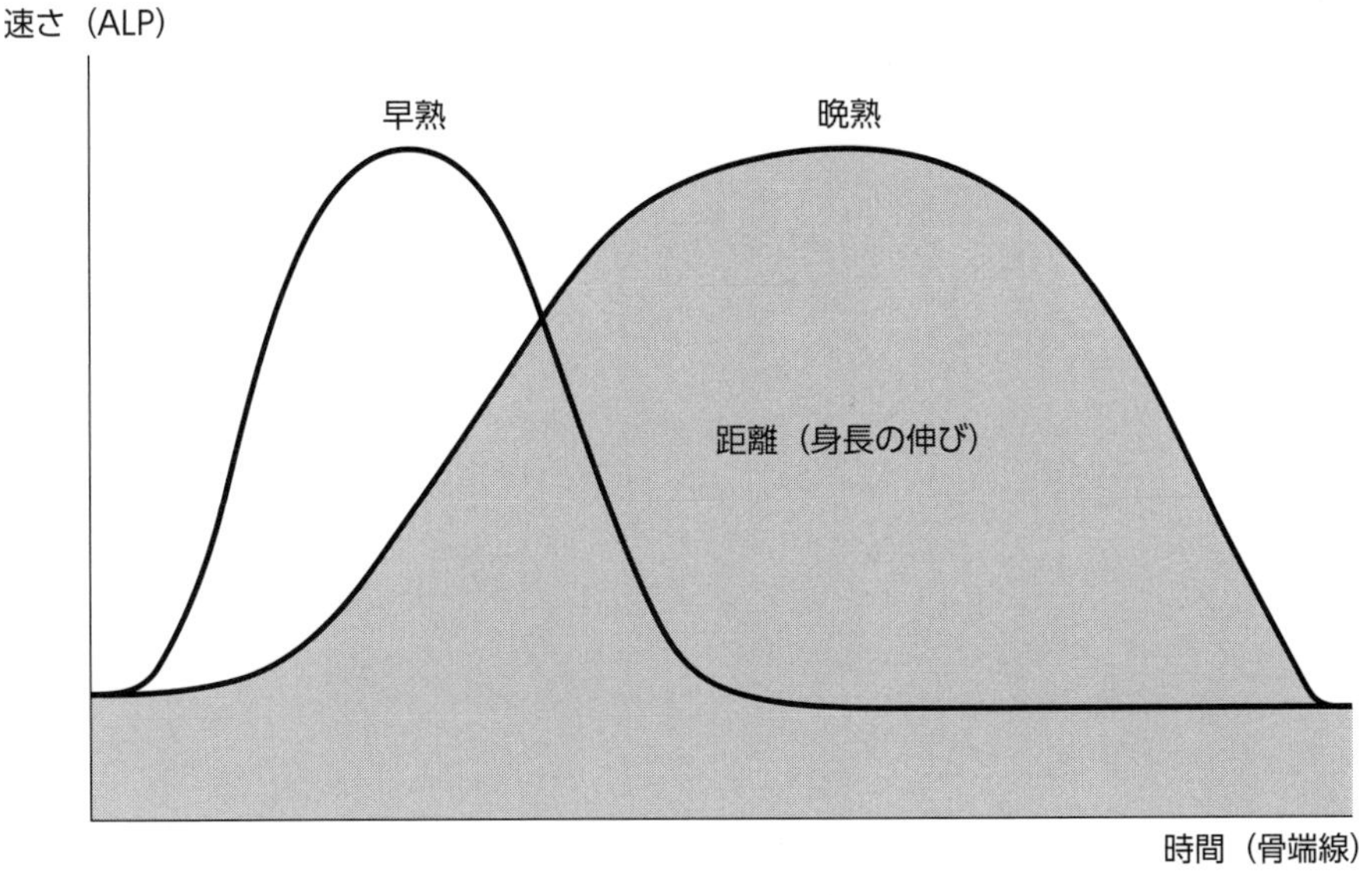

採血で調べるそのほかの要素

◆思春期到来が客観的に把握できる

血液検査では、ALPのほかにも、次のような項目を調べます。

＜成長ホルモンの濃度＞

成長ホルモンは、思春期が到来するまでは、もっとも強い推進力となります。甲状腺機能や、肝臓などでつくられている「ソマトメジン」という物質の値を確認します。

＜性ホルモンの濃度＞

思春期が始まったか否かを判断する客観的な指標になります。小学校高学年ごろは判断が難しいところもあるのですが、大人の基準値に近づき始めれば、思春期の開始と考えます。

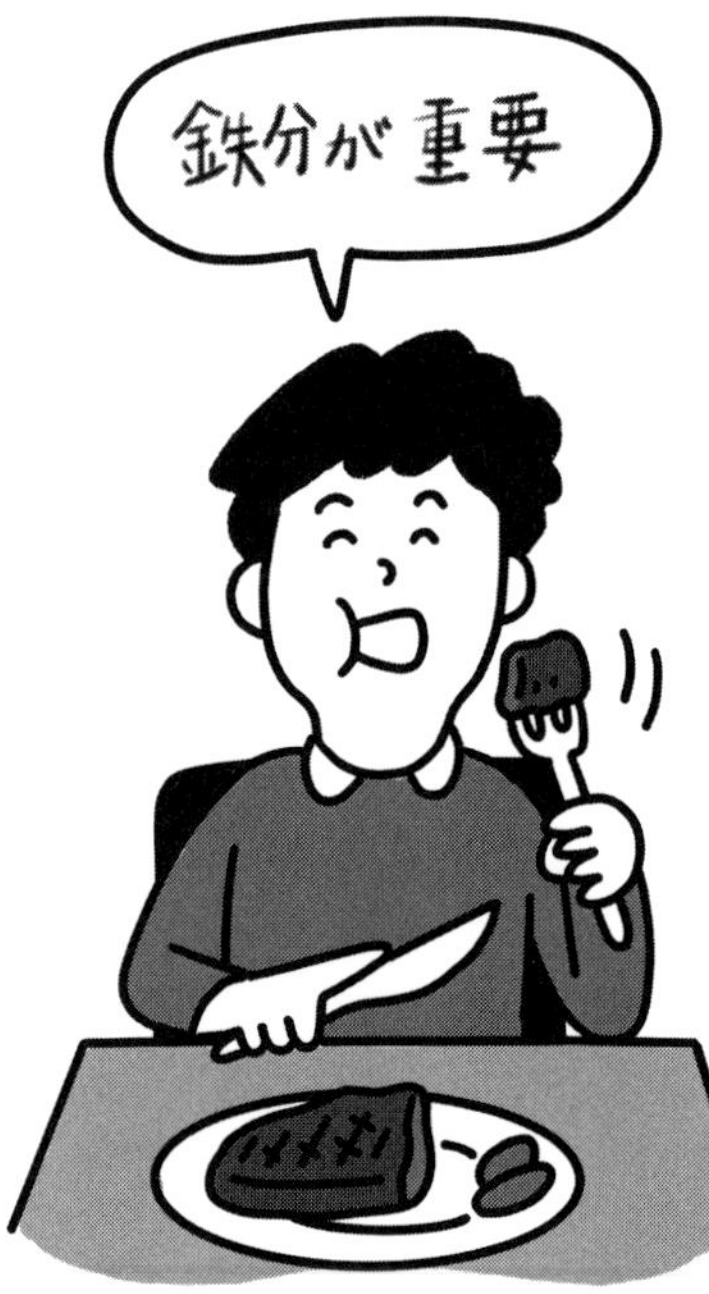

ちなみに、成長ホルモンと性ホルモン、どちら

のほうが身長への影響が強いかというと、おそらくは性ホルモンだと考えられます。思春期突入後の爆発的な伸びは、性ホルモンならではの力です。とはいえ、どちらも重要であることに変わりはありません。

◆ビタミン、ミネラルは足りているか

＜鉄分＞

身長を伸ばす上で欠かせないミネラルです。鉄の量を調べる方法はいくつかありますが、まず見るべきは「フェリチン」の値。これで、体の中にどれだけストック（貯蔵鉄）があるかがわかります。なお、成人男性の基準値は17～３２１です。

鉄分に関しては、ＴＩＢＣという値も確認します。これは「総鉄結合能」といって、簡単に言えば、血と鉄がどれだけ結合できるかを示します。成人男性の基準値は２３９～３６７です。

さらにヘモグロビンの値も大切。これは貧血の有無を知る指標で、基準値は13・６～18・３です。

＜亜鉛＞

鉄分と同じく重要なミネラルです。１００以上が理想値で、80未満の場合は欠乏値なので、補充が必要となります。

＜ビタミン＞

ビタミンの理想値は40以上で、欠乏値は20以下です。ビタミンＤは、骨《こつ》粗《そ》鬆症《しょうしょう》やＯ《オー》脚と関係が深いとされており、もっとも重要と考えます。

以上のほか、当院の場合は腎機能や肝機能、糖代謝などについても調べ、血液検査以外の要素と合わせて総合的に、治療方針を立てていきます。

低身長の原因は病気の場合も

◆その低身長は体質か、疾患か

「はじめに」で述べたとおり、私のクリニックでは「病気ではないけれど、身長を高くしたい！」と願う子どもを診察します。背が低いことを気にする子どもの約9割は病気ではないので、ほとんどの病院では治療対象にならないのです。

医学的に「低身長」と定義されるのは、－2SDより下のゾーンと言われています。最終身長で言うと、男性は160センチ未満、女性は147センチ未満がこれにあたります。

低身長も、病気が原因である場合とない場合があります。

病気でない場合の低身長を「特発性低身長」もしくは「体質性低身長」といいます。

英語名はidiopathic short stature、訳すと「原因不明の低身長」です。

一方、「家族性低身長」というカテゴリーもあります。こちらも同じく－2SD以下の身長ではあるものの、「家族がみんな低いから」という遺伝的要因が推察されるため、原因不明の特発性低身長とは区別されます。

「思春期早発症」による低身長もあります。こちらは体質ではなく、疾患名です。体質的な早熟の場合、どれだけ早くとも2年までです。それ以上早く思春期症状が始まるのがこのケースです。

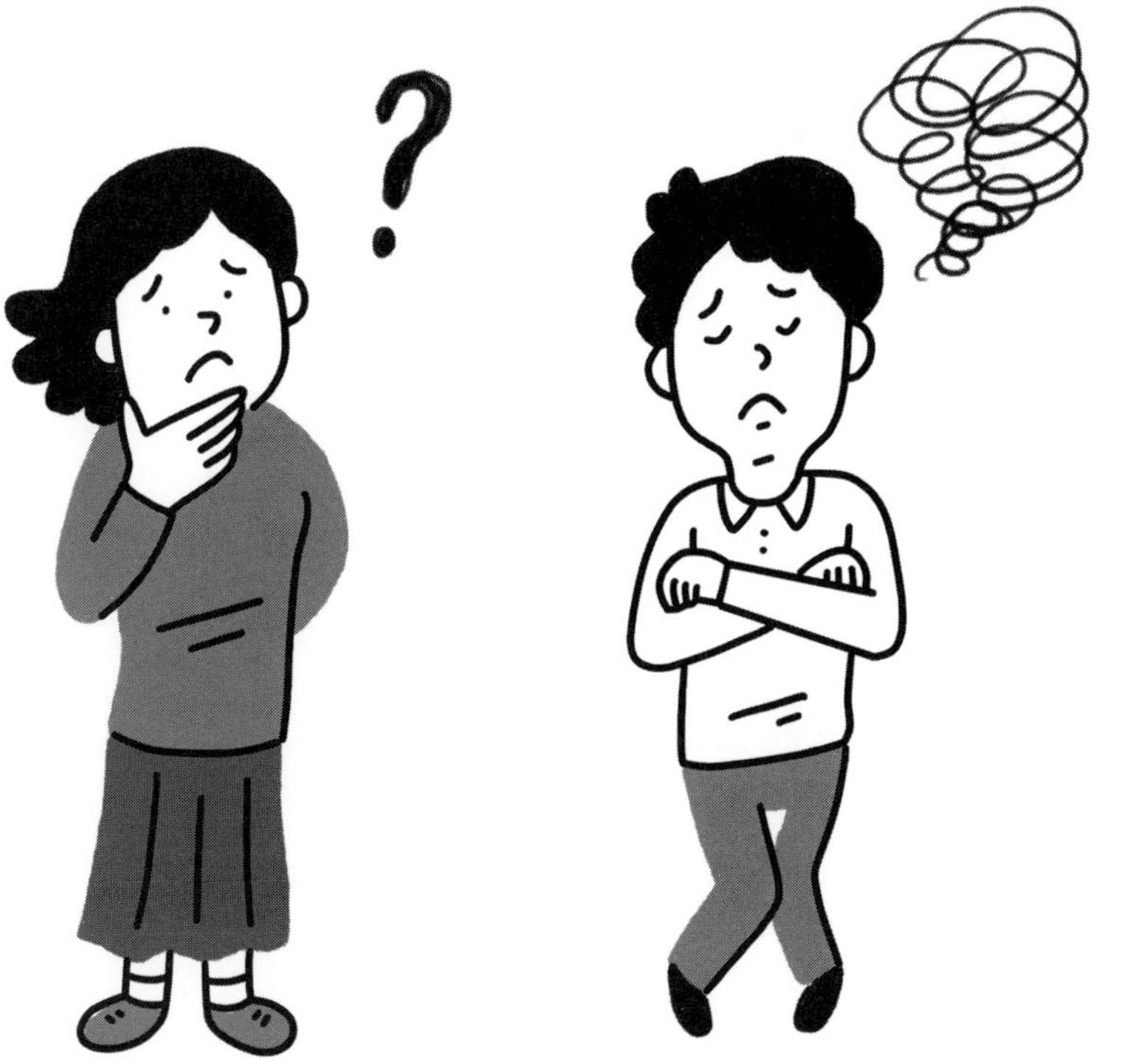

晩熟なのに身長が伸びない、という場合に多いのが、「成長ホルモン分泌不全症」です。これは甲状腺機能の異常によって、成長ホルモンが分泌されない病気です。

◆「家族の愛情」も不可欠

心の状態が不健康であることが、原因になることもあります。虐待を受けるなど、劣悪な環境にあって「愛情遮断症候群」になると、身長が低くなるというデータがあります。親が食事を与えていないから、といった原因だけでなく、愛情を注がれないことによっても、体の成長は妨げられるのです。この本を読んでいる親御さんは心配無用だとは思いますが、ぜひ、今後もお子さんに愛情を注いでください。

ストレスが過度にある状況は全般に、身長に悪影響を及ぼします。家族との関係はもちろん、学校などで良好な人間関係を築けているか、日ごろから目を配りましょう。

コラム

病気の場合は小児科医や総合病院へ

32 ～ 33ページで触れた病気のほかにも、低身長になる病気があります。心配なときは小児科医に相談を。病気が見つかったら、総合病院に紹介状を書いてもらいましょう。

内分泌疾患

◆クッシング症候群　◆甲状腺機能低下症

胎内発育不全（ＳＧＡ）性低身長症

染色体異常

◆ターナー症候群　◆ダウン症候群

◆奇形症候群　◆ヌーナン症候群

◆ラッセル・シルバー症候群

◆プラダー・ウィリ症候群

骨系統疾患

◆軟骨無形成症　◆軟骨低形成症

◆骨形成不全症

臓器の疾患

◆先天性心疾患　◆若年性関節リウマチ

◆腎不全　◆気管支喘息

第2章

13歳からでも身長は伸ばせる！

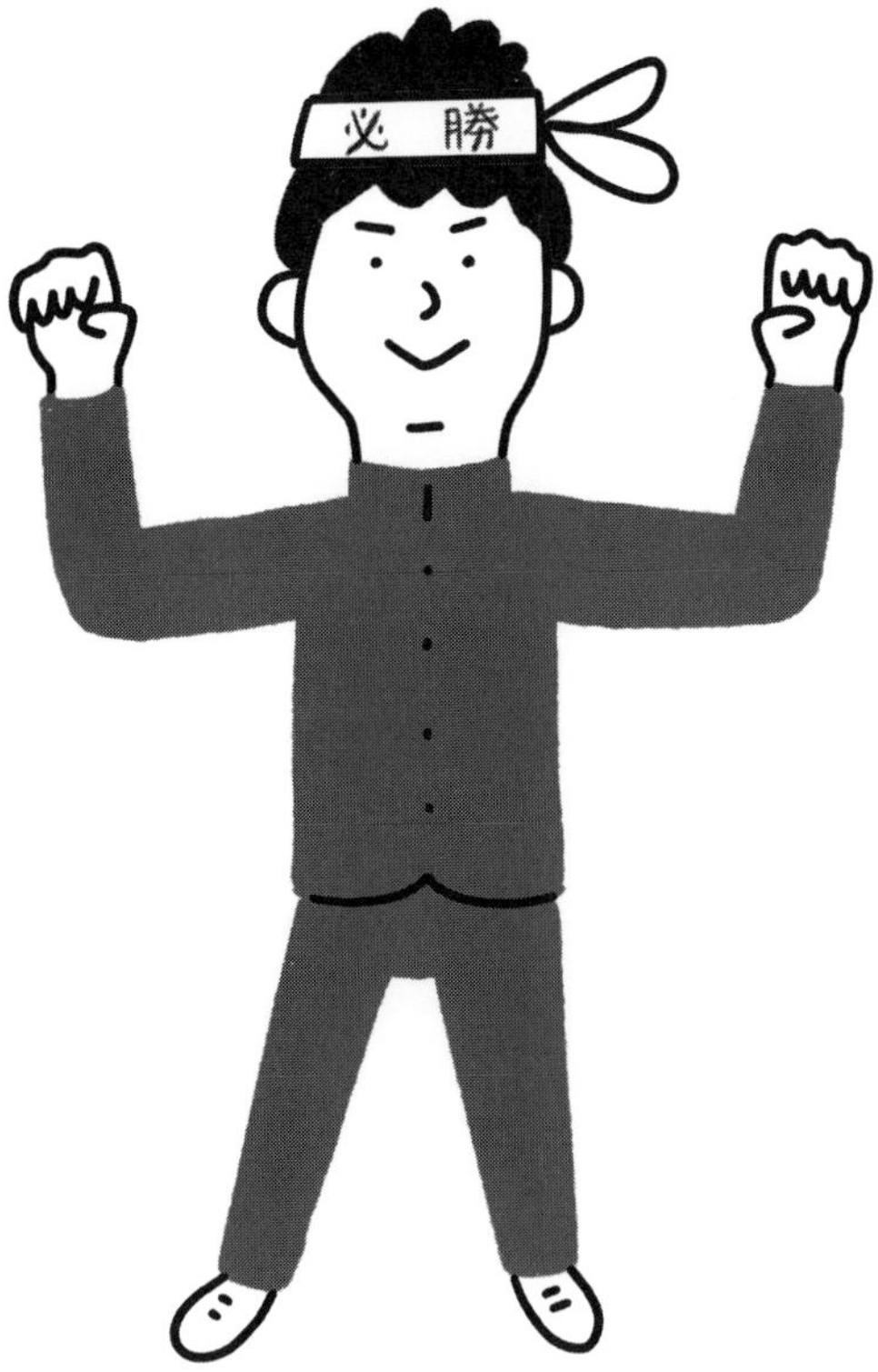

今すぐ、身長対策を始めよう！

◆「まだ小学生だし」は大間違い

「身長先生」として動画共有サイトで発信をしていて常々感じるのが、お子さんや親御さんの「スタートの遅さ」です。

コメント欄に寄せられる質問の中にはしばしば、「今からでも伸びますか?」という、せっぱつまった響きのものが見られます。

「骨端線が閉じていると言われたけれど、まだ間に合いますか?」という質問には「もっと早く出会ってあげたかった」と思いますし、「夢精は身長と関係ありますか?」という質問には、「思春期のスパートが始まったな」と思います（したがって、関係はあると言えます）。

ハッキリ言いましょう。思春期の終盤のタイミングで慌てるのは、受験の1カ月前に勉強を始めるようなものです。1カ月前から始めるよりも、1年前から始めたほうがあきらかに有利です。1年前より2年前、2年前より3年前。早ければ早いほど、有利です。

とはいえ、よほど身長に関心のある親御さんでない限り、幼児期から始めることはめったにないでしょう。ですから思春期開始前＝「男子12歳、女子11歳」より前に始めるのが理想です。

では、もしその時期を過ぎていたら?

それでも、できることはまだあります。そのために本書を執筆しているのですから。

✦受験生のつもりで高身長を目指そう

まず、身長の予測をしましょう。ご家庭では血液検査はできなくとも、成長シートを使って、現在の身長から見た最終身長を確認したり、両親の身長から遺伝身長を計算したりすることはできますね。その数字と、将来なりたい身長との間に、どのくらいの開きがあるかを確かめます。

そして、生活習慣を整えましょう。食事、運動、睡眠をはじめ、身長に良い習慣は多々あります。これについては、第３章で説明します。

何はともあれ、大事なのはマインドセットです。志望校に合格するためにがんばる受験生をイメージしましょう。「目指せ○○高！」ならぬ「目指せ○○○センチ！」と、気合いを入れてください。

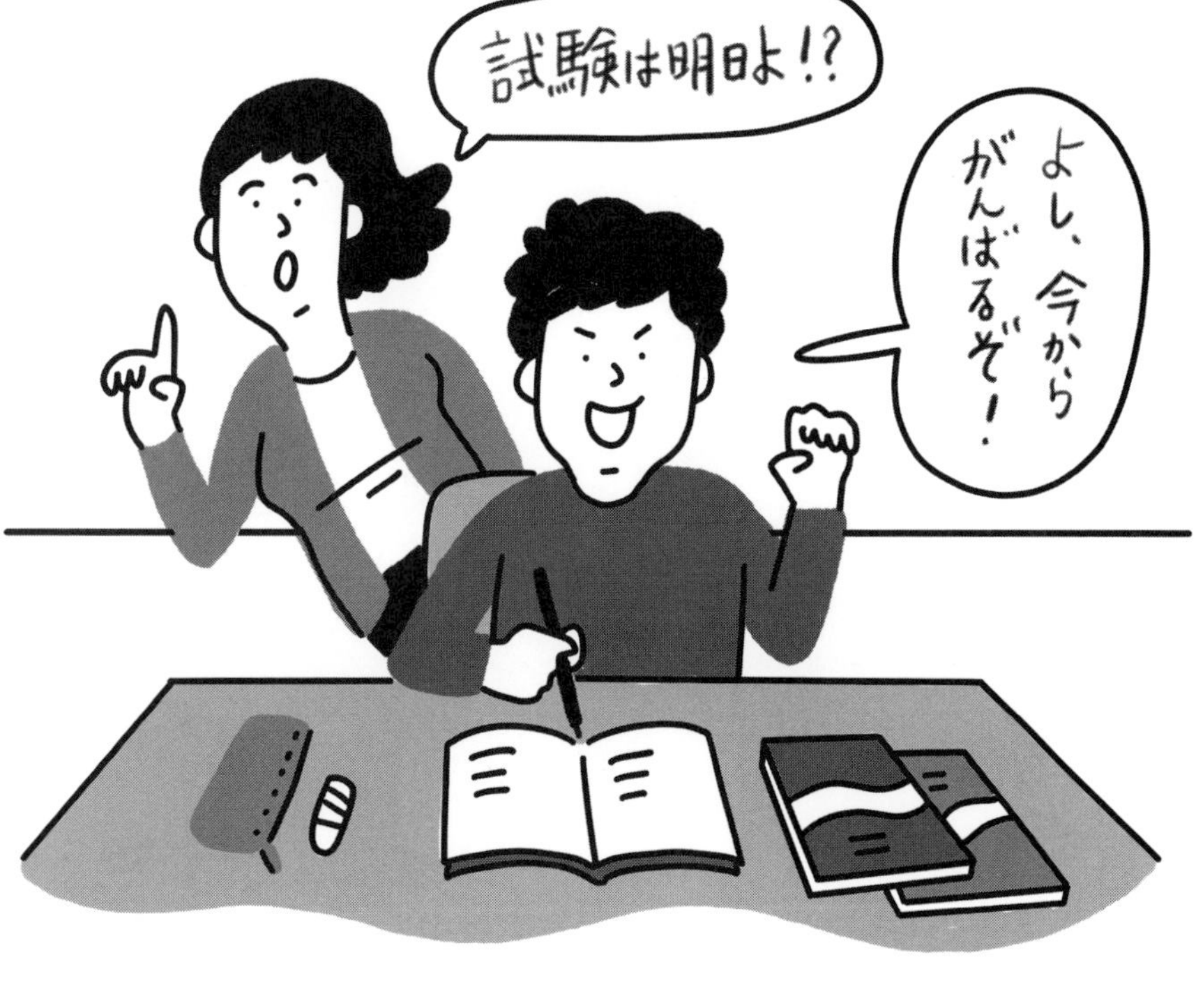

5歳未満にチャンスあり!?

◆診療を5歳から始める理由

私のクリニックでは、5歳のお子さんから診療を受け付けます。5歳未満のお子さんを診療しないのには、2つ理由があります。

第一の理由は、5歳未満だと、最終身長の予測が難しいからです。まだまだ骨格ができあがっておらず、この先どんなふうに伸びていくかも未知数。精度の高い予測が保障できるとは言えません。

5歳までの身長の推移を成長シートに書き込むと、不規則になりがちです。個人差も激しく、先を読むのはなかなか困難なのです。

ただし、5歳未満は、不規則で個人差があるからこそ高身長を目指しやすい、という側面もあります。この時期に医療が関与することで、最終身長が大幅に高くなることが期待できます。

ですから、本当は2歳や3歳のお子さんを診療したい気持ちはありますし、おそらく効果を出せるとも思っています。

では、なぜそうしないのかというと……ここで第二の理由が出てきます。

その年ごろだと採血を怖がって、泣いたり暴れたりすると考えられるからです（実際のところ、5歳でも「ギリギリ」だと感じます）。

当然のことながら、採血ができなければ十分な

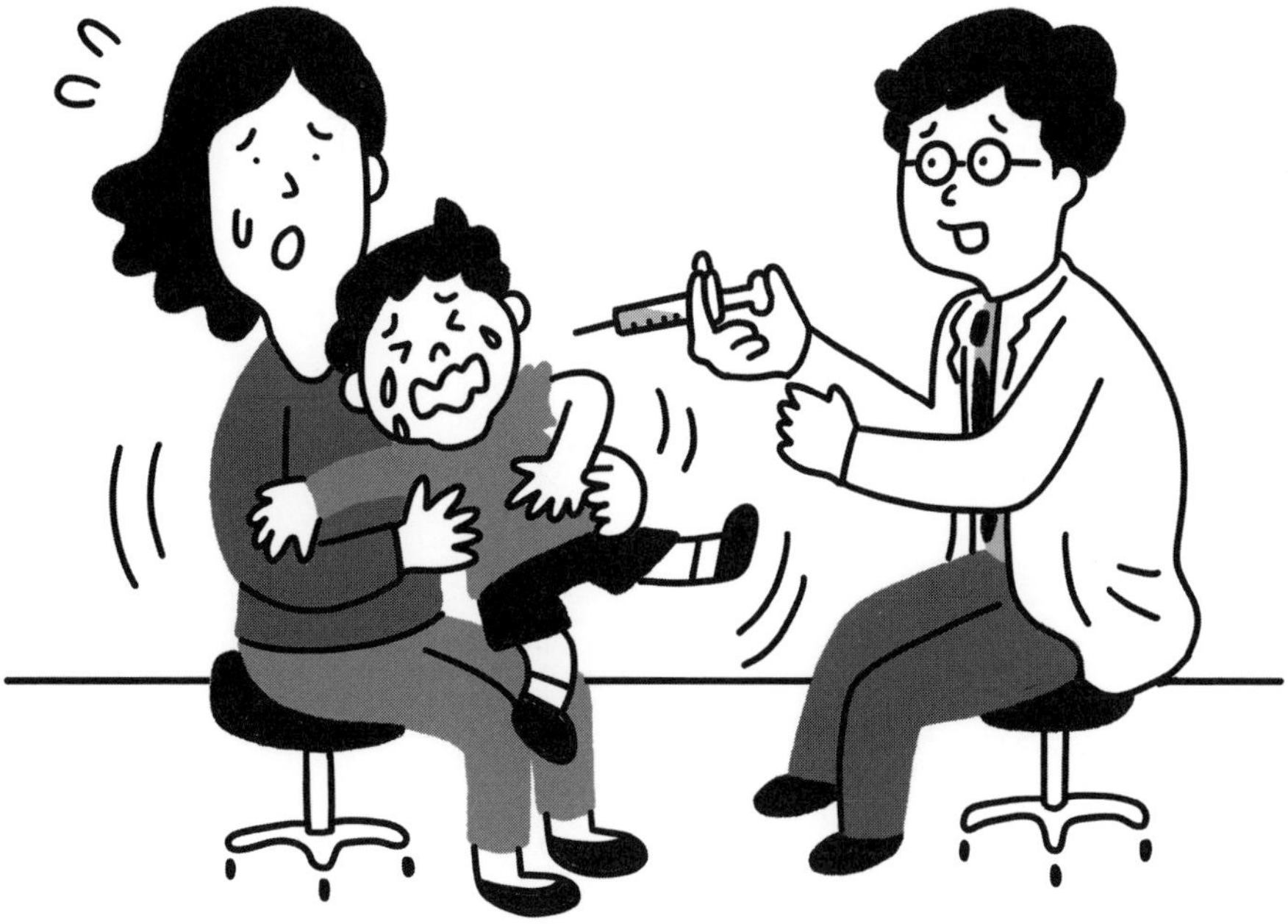

データがそろわず、したがって治療方針を立てることができません。

◆幼い時期から、鉄分を積極的に

そういうわけで、５歳未満の診療はあきらめているしだいですが、そのぶん、ご家族にがんばっていただきたいと思います。ぜひご家庭で「身長の伸びる生活」を心がけてください。

栄養バランスのとれた食事、とくに鉄分を摂取させるようにしましょう。この時期に鉄分をとることで、最終身長が伸びる可能性が高まります。

身長をこまめに測る習慣も、この時期につけておくのがおすすめです。

巻末の成長シートの年齢は基本的に３カ月刻みになっているので、誕生日から３カ月ごとに測ると良いでしょう。

5歳以降は、思春期を早めない生活を

◆夜更かしと肥満に要注意

5歳以降も成長の記録をとり、保管しましょう。成長シートをつけると、身長の伸び方の傾向がわかりますので、対策が立てやすくなります。

ここから思春期が始まるまでは、成長ホルモンが身長を伸ばす牽引役となります。健康的な生活を送ることで成長ホルモンが分泌され、骨が発達していきます。骨端線は年々狭まっていますが、思春期が始まってからのような激しい勢いではありません。徐々に狭まりながら、そのぶん、身長が伸びていきます。

さて、この時期に大事なのは、思春期が早まら

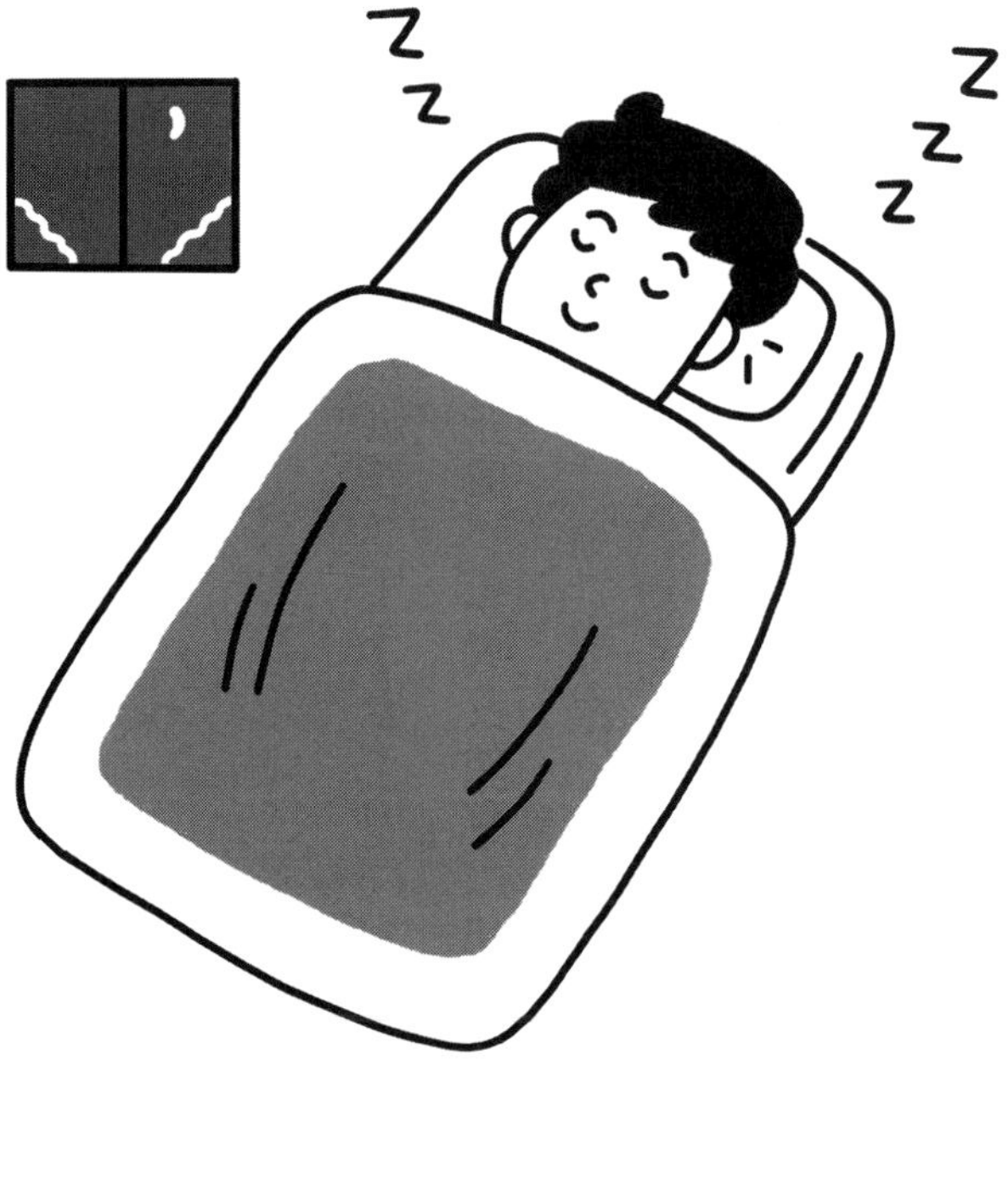

ないようにすることです。

早熟・晩熟には遺伝的・先天的な要素もありますが、早めないようにすることは可能です。

対策の二本柱は、「夜更かしを控える」と「肥満を防ぐ」です。

夜更かしは早熟の原因になる、と言われています。子どもはしばしば「起きていたい」と言うものですが、ここはきっちり寝てもらうのが肝要です。

就寝時間は、翌日の学校に間に合う起床時間から逆算して、「９～11時間眠れる時間」にしましょう。

これはNational Sleep Foundation（国立睡眠財団）という団体が発表した、「６～13歳に必要な睡眠時間は９～11時間である」というデータに基づいています。

体脂肪は成長ホルモンの敵

肥満も早熟の原因になります。

女の子が肥満の場合、早熟になりやすいということが、少なくとも２つの論文で指摘されています。

男の子に関するデータはないものの、体脂肪率が多いと成長ホルモンの分泌量が落ちるというデータはあるので、男女共通の心得と考えましょう。

子どもの肥満の度合いは、３カ月～５歳までは「カウプ指数」、学童期なら「ローレル指数」が指標となります。ここでは計算方法を割愛しますが、インターネット環境がある方は「小児　肥満計算」で検索すれば、身長・体重を入力すると自動で計算・判定してくれるサイトが出てきます。

思春期の入り口で気をつけること

◆晩熟の子は「無駄に」悩む傾向あり

思春期到来の時期は、身長に関して敏感になる時期でもあります。

中学で体育系の部活をしていれば「もっと身長があれば有利なのに」と思うでしょうし、「スタイルが良くなりたい」「背が高いほうが絶対モテる！」といったことも考えるでしょう。

恋愛に興味をもち、自分の見た目を気にし始めるこの時期、もし身長に関する知識が不足していると、えてして残念なことになります。

たとえば晩熟の子は、思春期の兆候がなかなか表れないことを過剰に気にしがちです。幼く見えること、声変わりしないこと、乳房発達が遅いこと、自分だけ初潮が来ないことなどに悩むのです。

実はそれが、身長が伸びる可能性の源だと知っていれば、悩む必要などないとわかるはずです。ご家族は、「そのほうが背が伸びるんだって」「大学生になるころにはカッコよくなるよ」などと、さりげなく身長の知識を伝えましょう。

逆に早熟の子は、大人びて魅力的になっていく中、「あとあと身長が伸びにくくなるかもしれない」という危機感を抱かずに過ごす可能性があります。身長を伸ばしたいなら、思春期症状の現れを早めにキャッチすることが重要です。

郵便はがき

料金受取人払郵便

京都中央局
承認

5819

差出有効期間
2025年3月15日
まで

（切手は不要です）

601-8790

205

京都市南区西九条
北ノ内町十一

PHP研究所
暮らしデザイン普及部
お客様アンケート係 行

1060

ご住所 □□□-□□□□	
TEL：	
お名前	ご年齢　歳
メールアドレス	@

今後、PHPから各種ご案内やアンケートのお願いをお送りしてもよろしいでしょうか？ □NO
チェック無しの方はご了解頂いたと判断させて頂きます。あしからずご了承ください。

＜個人情報の取り扱いについて＞
ご記入頂いたアンケートは、商品の企画や各種ご案内に利用し、その目的以外の利用はいたしません。なお、頂いたご意見はパンフレット等に無記名にて掲載させて頂く場合もあります。この件のお問い合わせにつきましては下記までご連絡ください。（PHP研究所　暮らしデザイン普及部　TEL.075-681-8554　FAX.050-3606-446

PHPアンケートカード

PHPの商品をお求めいただきありがとうございます。
あなたの感想をぜひお聞かせください。

お買い上げいただいた本の題名は何ですか。

どこで購入されましたか。

ご購入された理由を教えてください。（複数回答可）

1 テーマ・内容　2 題名　3 作者　4 おすすめされた　5 表紙のデザイン
6 その他（　　　　　　　　　　　　　　　　　　　　）

ご購入いただいていかがでしたか。

1 とてもよかった　2 よかった　3 ふつう　4 よくなかった　5 残念だった

ご感想などをご自由にお書きください。

あなたが今、欲しいと思う本のテーマや題名を教えてください。

✦家族は意外と声変わりに気づかない

来院される保護者の方々を見ていて思うのは、みなさん一様に、思春期突入を見逃しやすいということです。「うちの子はまだ声も高いし……」と言うお母さんの前で本人に話しかけると、変声期特有の声で返事が返ってきて、「もう始まっていますよ！」となることがしばしば。毎日接していると意外と気づかないので注意しましょう。

治療の場合で言うと、思春期が始まっても、前半ならまだ効果は出せます。しかし、思春期も後半となると、やや効果は落ちてきます。

それは、日常生活の送り方でも同じです。思春期の入り口こそ、健康な生活を心がけましょう。この時期の子ども特有の「大人の真似ごと」にはくれぐれも注意。夜更かしは早熟に拍車をかけるでしょうし、喫煙など、もってのほかです。

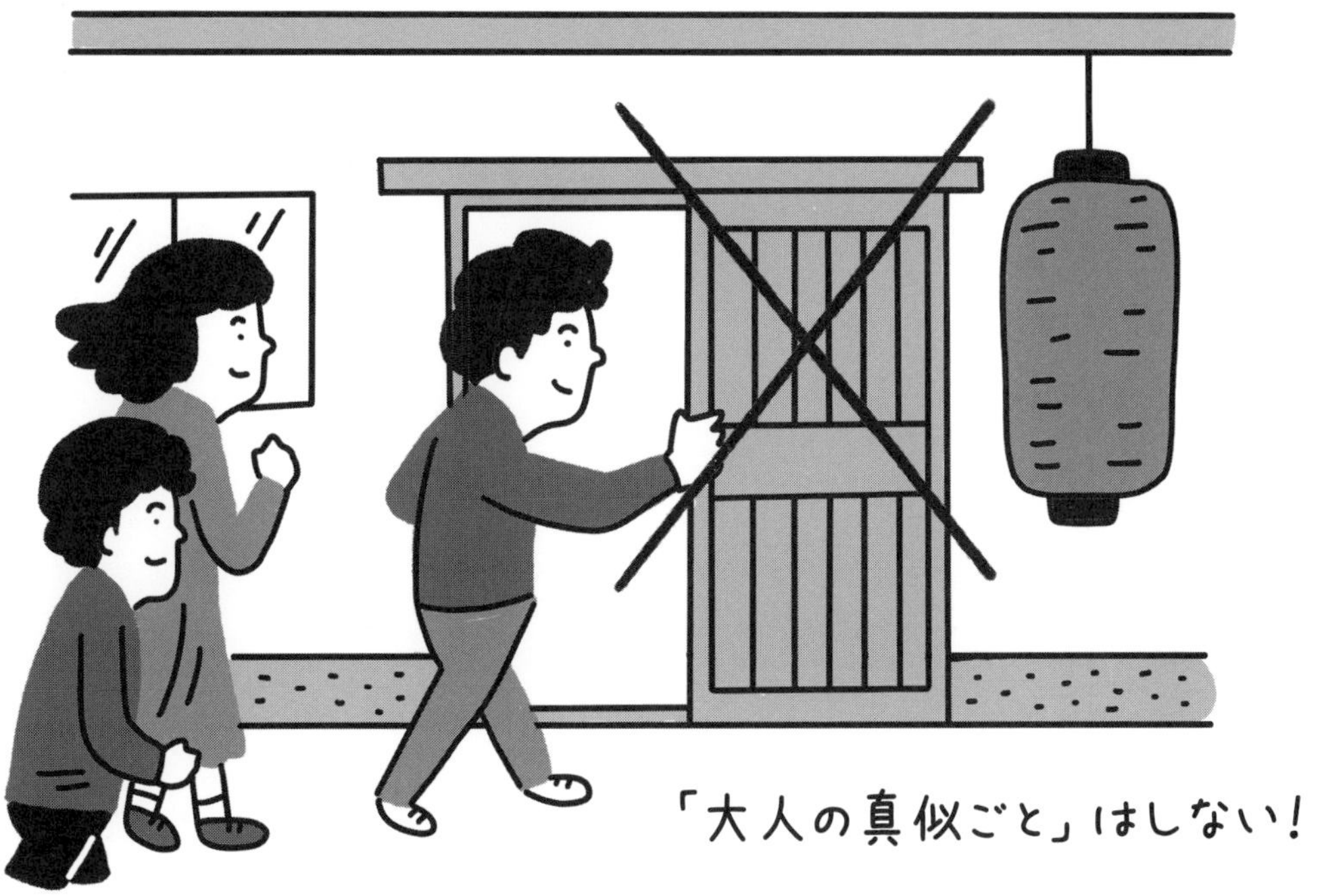

早熟VS晩熟　セルフチェック①

男子7352人の思春期のリアル

自分（もしくはお子さん）が早熟なのか晩熟なのかは、みなさん気になるところでしょう。

思春期真っただ中の少年少女は、自分の体の変化を他人に知られたくないものです。それだけに、周囲の同年代の子たちがどう変化しているのかも、わかりづらいのが現状です。

そんな中、私が動画共有サイトのコミュニティで実施したアンケートに、7352名もの回答が集まりました。残念ながら男子のみの回答ですが、これだけ母数の多いデータは、大病院でもそう簡単にはとれません。

自分が早熟か晩熟かを知りたい男子のみなさんは、以下のデータを見ると、自分がどのあたりにいるのか、かなり正確につかめます。

アンケートでは、①陰毛　②声変わり　③脇毛　④鼻の下のひげ　⑤あごひげ　という代表的な思春期症状がいつ始まったかを問い、その回答から平均値を算出しました。平均値よりどのくらい上か、下かで、早熟・晩熟の度合いがわかります。

＜①陰毛（回答者数274票）＞

この問いだけ、回答者数が少なめでした。匿名

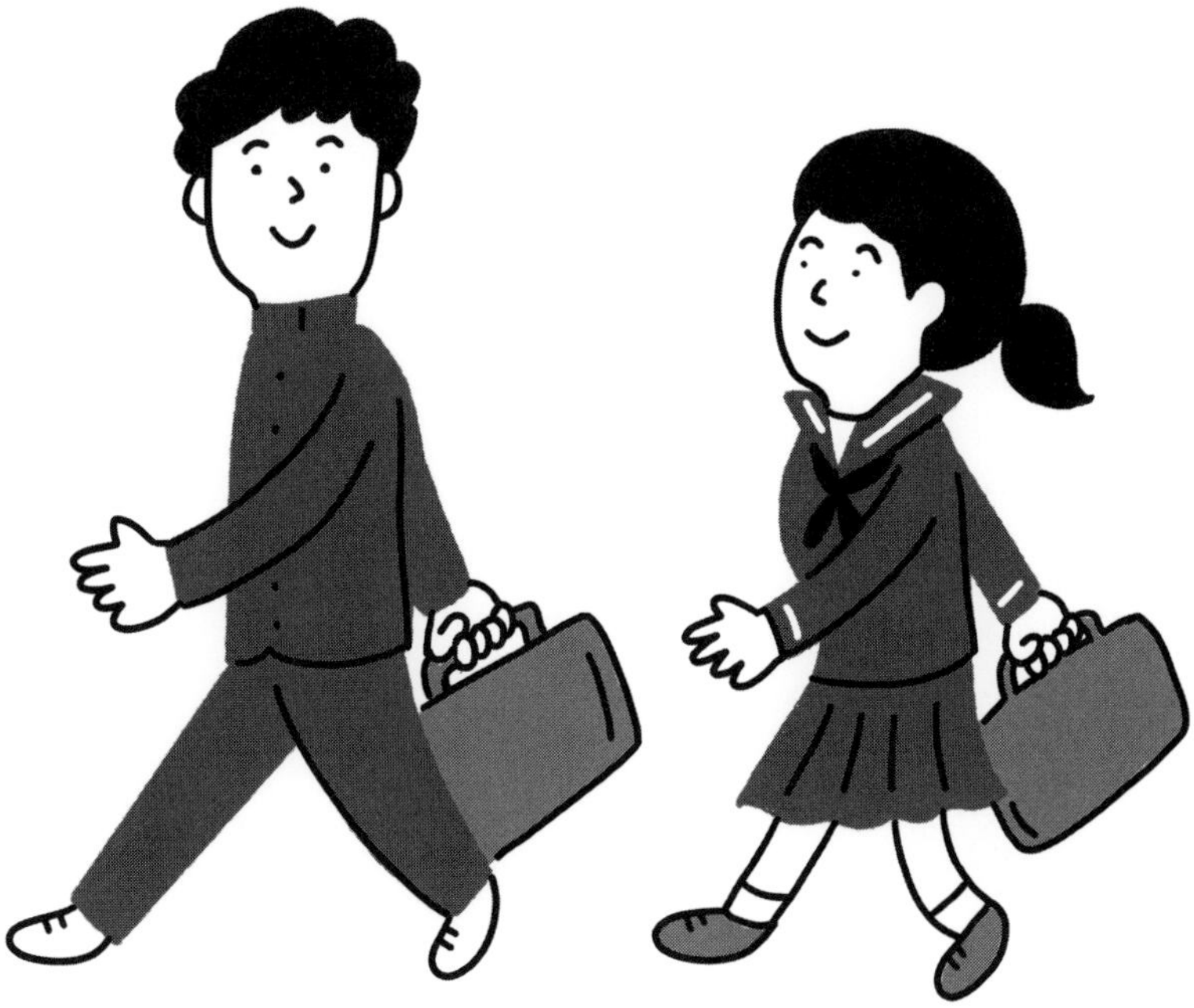

のアンケートでも、羞恥心があったようです。これを、パーセンテージにしてみました。

10歳……６％　13歳……25％
11歳……15％　14歳……22％
12歳……32％

平均値を算出する際は、たとえば10歳の項目は「10歳０カ月」ではなく、「10歳６カ月」を平均値と考えて計算しています。

これによると、陰毛が生えてくる年齢の平均値は12・９歳、つまり12歳11カ月ごろです。

晩熟の上位20％にあたるのは14歳６カ月。

もし、それよりも遅く発毛したのならば、超晩熟に該当します。逆に、10歳６カ月未満なら早熟の上位６％に入ります。

早熟VS晩熟　セルフチェック②

◆晩熟なら高1まで声変わりしない

では続いて、声変わりがいつ始まったかを見てみましょう。

〈②声変わり（回答者数16677人）〉

11歳……13％
12歳……24％
13歳……27％
14歳……23％
15歳……13％

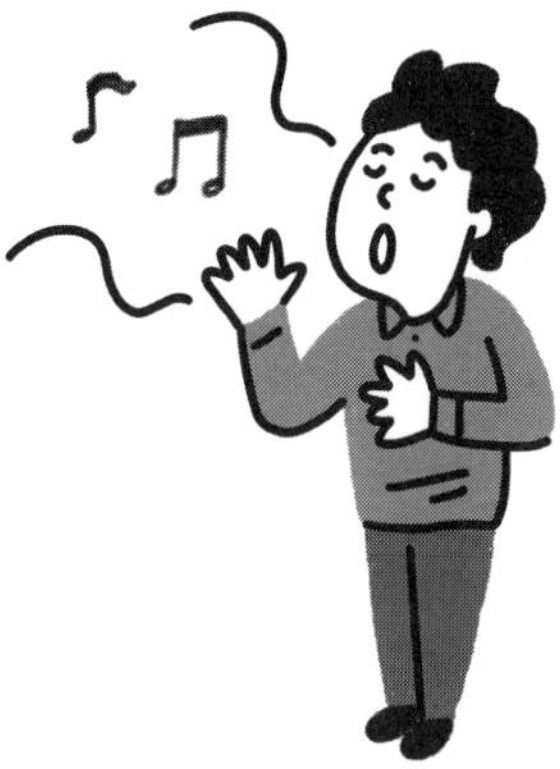

声変わりの平均年齢を算出すると、13歳6カ月となりました。

15歳6カ月以降まで声変わりしなければ、超晩熟です。確かに、高校1年生で声が低くならないのは、かなり遅めな印象ですね。

11歳半未満で声が低くなり始めたなら、上位13％の早熟と言えます。こちらは小学校高学年なので、確かに早い印象です。

◆早い子は小学生で脇毛が生える

次は、脇毛がいつ生えたかという問いに対する回答です。

＜③脇毛（回答者数２１４７人）＞

12歳……15％
13歳……21％
14歳……29％
15歳……18％
16歳……17％

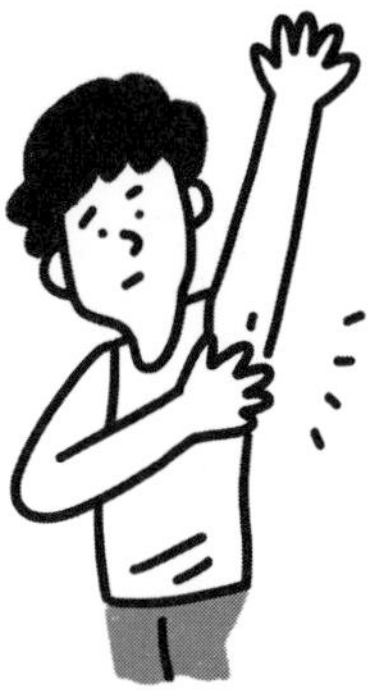

このデータによると、脇毛が生える平均年齢は14歳６カ月となりました。
16歳半以降になって、ようやく脇毛が生えてきた子は、上位17％に入る、かなり晩熟なタイプになります。
12歳半までに脇毛が生えたのであれば、上位15％の早熟タイプです。
12歳半といえば、だいたい小学６年生ぐらい。そうと考えると、確かに早いですね。

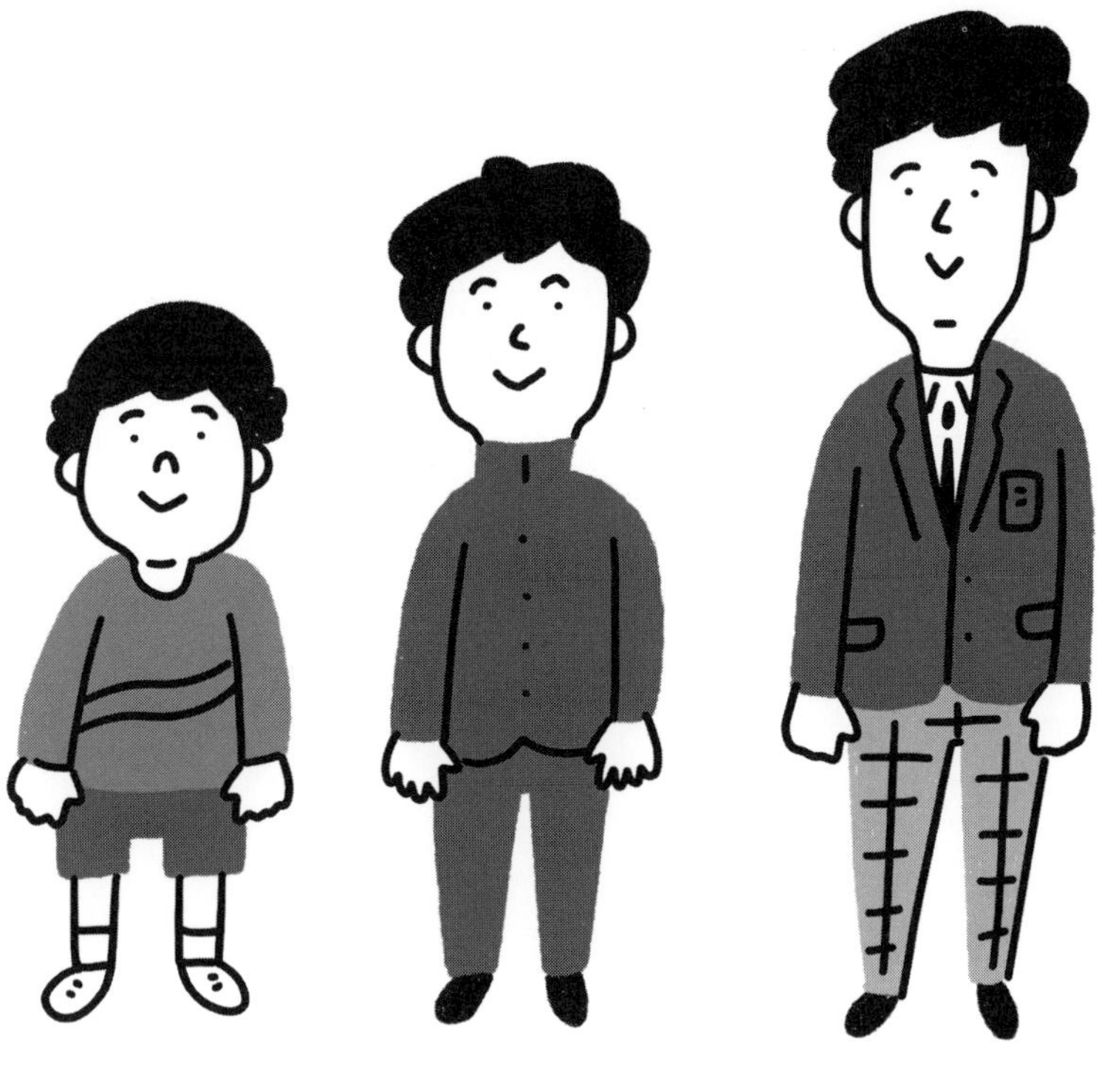

早熟VS晩熟　セルフチェック③

◆早く生えるひげ、遅く生えるひげ

男の子は思春期が始まると、まず鼻の下にうぶ毛が生えてきて、だんだん「ひげ」っぽくなっていきます。

あごの下のひげまで生えてきたら、思春期も後半期と言えそうです。

まず、初期の変化である鼻の下のひげのデータを見てみましょう。

＜④鼻の下のひげ（回答者数１９０９人）＞

12歳……20％
13歳……18％
14歳……26％
15歳……19％
16歳……17％

平均は14歳6カ月となります。12歳6カ月なら超早熟、16歳6カ月ごろなら超晩熟です。

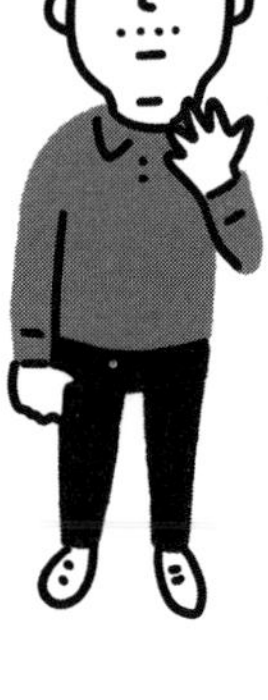

◆あごひげは高校１年生が平均的

鼻の下のひげが濃くなってきたら、今度はあごにひげが生えてきます。

＜⑤あごひげ（回答者数１５２５人）＞

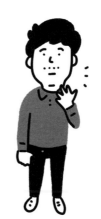

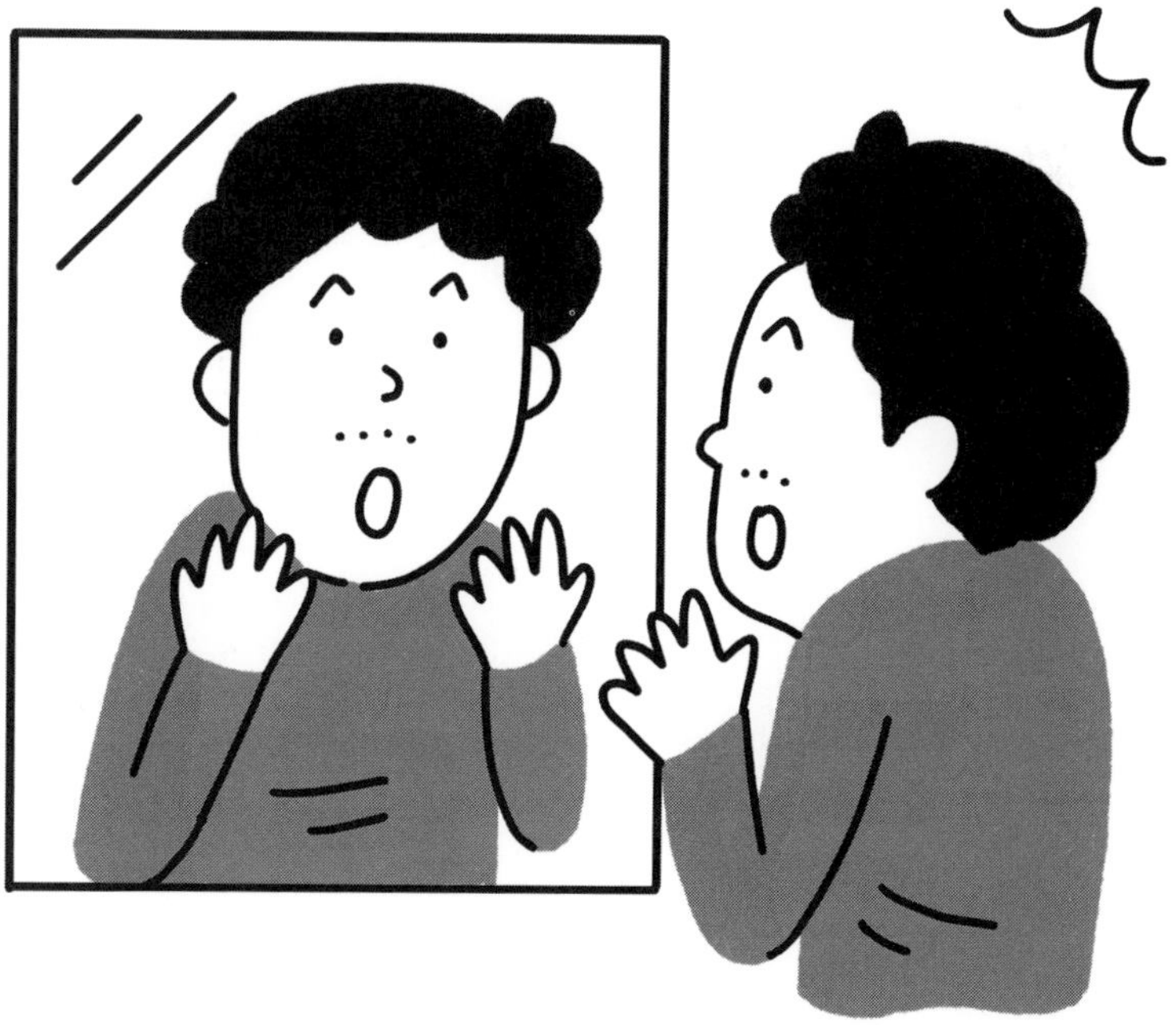

13歳……15％
14歳……20％
15歳……29％
16歳……17％
17歳……19％

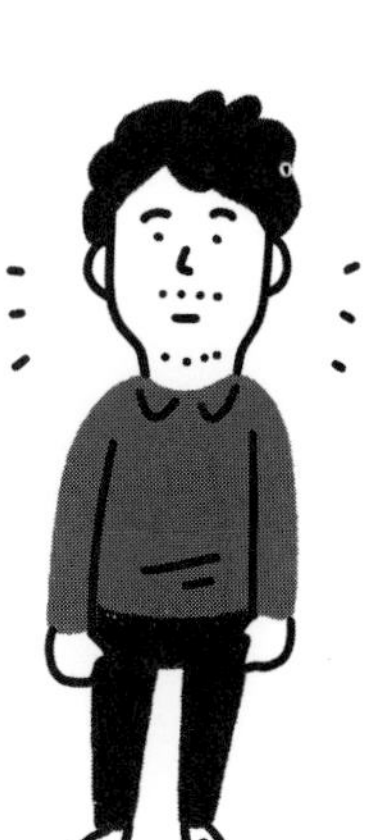

平均値は15歳７カ月程度と、高校に入ってからのタイミングです。13歳６カ月までに生えてくるなら、かなりの早熟傾向。17歳６カ月以降に生えてくる場合は、かなり晩熟です。

以上、５つの思春期症状の始まる時期をもとに、早熟・平均・晩熟の指標を出してみました。みなさんの場合はいつごろでしたか？　それとも、まだ来ていないでしょうか？

項目ごとに、いま自分がどこにいるかを確かめてみましょう。

ステロイド薬は身長を縮める?

◆持病があるなら治療が優先

診療の場やブログなどで、しばしば「ステロイド薬と身長の伸びの関係」について聞かれることがあります。

たとえば、最近11歳の男の子のお母さんから受けたのは、「幼いころに喘息の治療でステロイド薬を吸入していましたが、寛解後の現在も小柄なのは、その影響でしょうか?」という質問でした。

みなさんの中にも、持病の治療でステロイド薬を使っていた、もしくは使っている方がいるかもしれません。

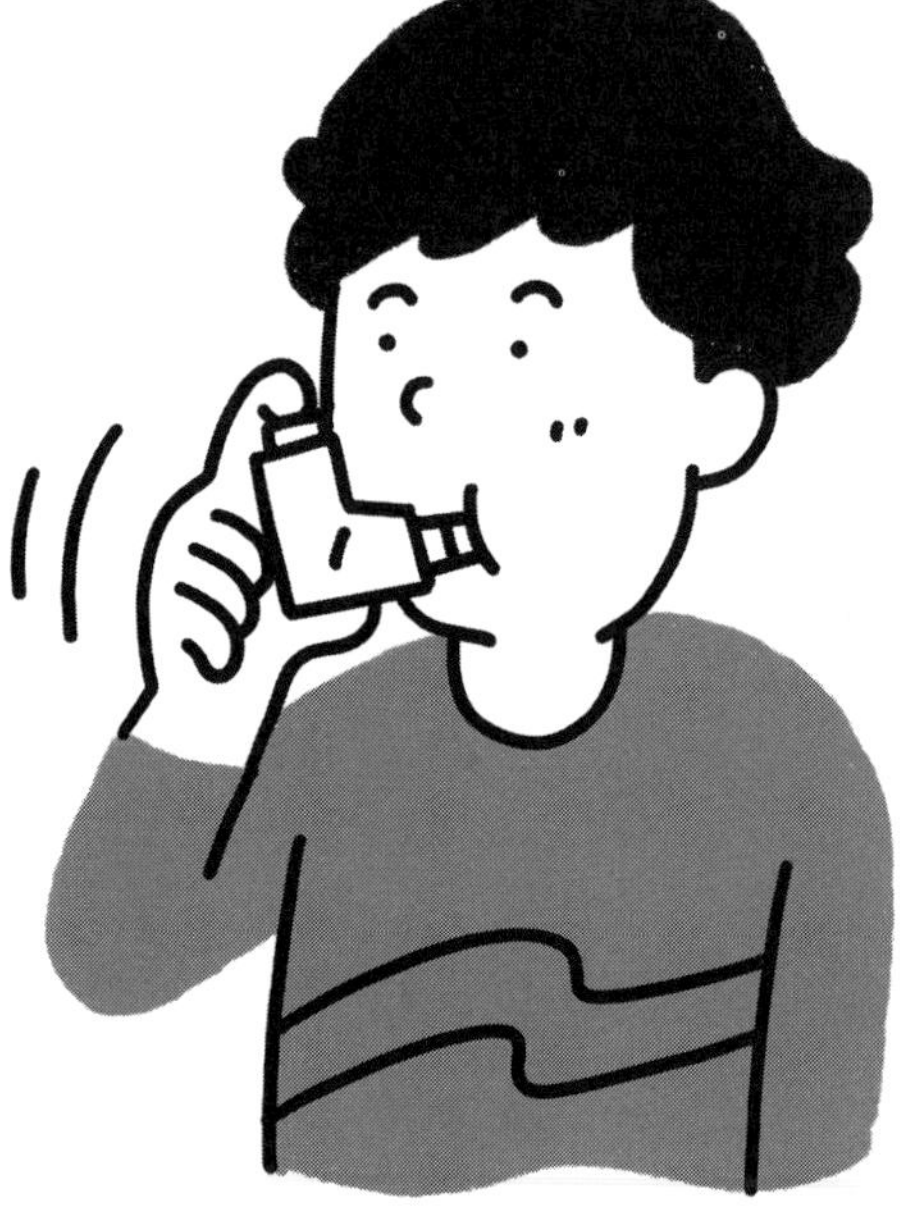

実際のところ、ステロイドは身長に影響があるのでしょうか。

２０１５年、イギリスのNorwich Medical Schoolの先生が、これについて論文を発表しています。喘息治療で吸入ステロイドを使ったときの成長への影響が、何十もの論文のデータを集めて検討されており、信頼性が高いものです。

この論文によると、身長が低くなる傾向は、残念ながらやはり見られます。吸入ステロイドを12カ月以上使った人たちの平均身長は、同年代の平均身長より約1センチ低くなっているとのことでした。

しかし、「だからステロイドはＮＧ」ということでは、けっしてありません。

身長よりも病気の治療を優先すべきなのは言うまでもありません。ここは間違わないよう、注意してください。

早く治せば、十分巻き返せる！

ステロイドで喘息を治療した子と、未治療の子の最終身長を比べたら、おそらく未治療の子のほうが低くなると思われます。

喘息の子どもは、ステロイド吸入を行わないと、発作時に非常に苦しい思いをします。長期間、体にストレスをかけながら暮らすとなると、当然、身長の伸びは鈍るでしょう。

ですから、薬を使ってしっかりと治療し、できる限り早く治しましょう。

早く治せば治すほど、「巻き返し」がしやすくなります。思春期に入るまでに治せたら、一気にばん回できます。前述の11歳のお子さんなら、十分に間に合います。仮に思春期が始まったあとだったとしても、骨端線が閉じ切る前なら、ある程度は巻き返せるでしょう。

超簡単！　身長が伸びるストレッチ

◆ストレッチで筋肉の位置を整えよう

身長を伸ばすには、全身の筋肉を正しい位置へと整えていくことが有効。そこで、当クリニックで理学療法士として働く神林竹央先生推奨の、「身長が伸びるストレッチ」を3つ紹介します。いずれも、20秒伸ばすだけの超簡単ストレッチです。

＜太もものストレッチ＞

①壁の前に立膝をつく
②片方の足のかかととお尻をつけて20秒キープ
③逆の足も同様に20秒キープ

バランスがとれないときは、近くにイスを置いてつかまりながら行いましょう。できる人は、背中を伸ばして行いましょう。背中を伸ばすと痛い場合は、前かがみで。

＜足裏のストレッチ＞

①壁の前に立ち、正面にイスを置く
②片足を伸ばしたままイスの上に
③上体を前に倒して20秒キープ。逆の足も同様に

伸ばすときは足首を立てること。膝が曲がらないよう注意しましょう。軸足は、まっすぐ前に向

けます。「股関節」から曲げることで、より効果を実感できます。

＜背中と腰のストレッチ＞

①足幅を肩幅よりもやや小さくして立つ
②壁に手をついてお尻を突き出し、背中を反るように伸ばして、20秒キープ

こちらは壁と向かい合って行うストレッチです。

ストレッチはいずれも、呼吸を続けながら行うことが大切です。息を止めないように自然に呼吸しながら、太もも・足裏・背中と腰がそれぞれ伸びていることを実感しましょう。
以上３つのストレッチを毎日行って、身長を伸ばしていきましょう！

＜背中と腰のストレッチ＞

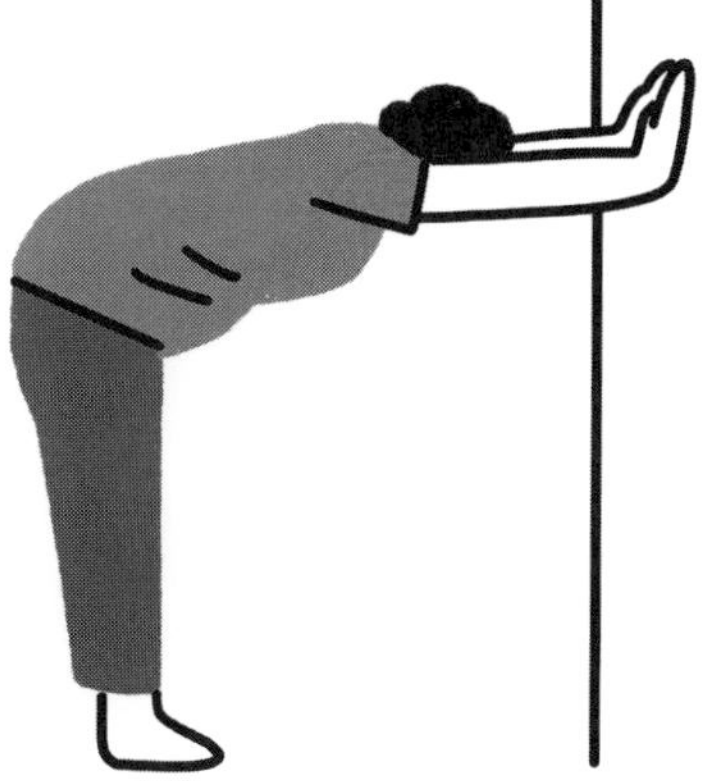

＜足裏のストレッチ＞

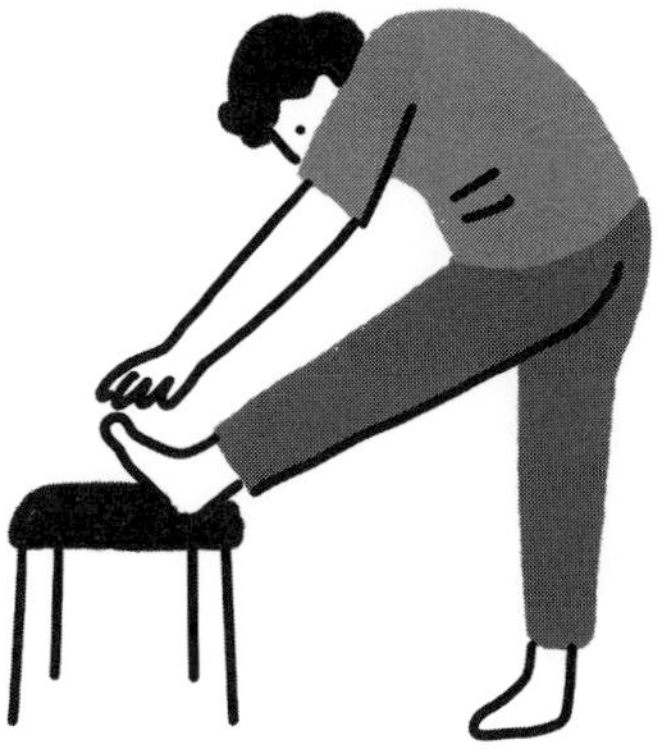

＜太もものストレッチ＞

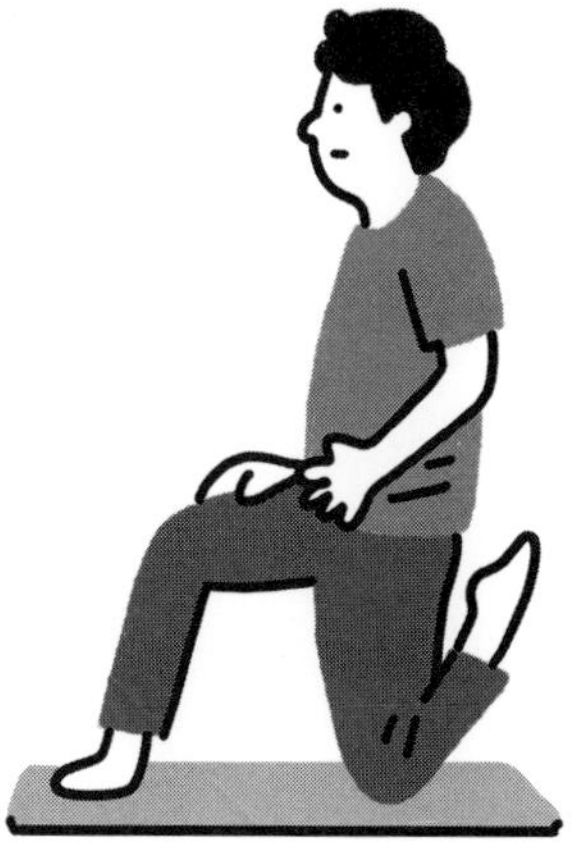

身長測定で「いい数字」を出す裏技

✦「一夜漬け」でも身長は伸びる！

明日は身体測定。少しでも「いい数字」を出したい――そんな場面がきっとあるはずです。

安心してください。身体測定でベストな結果を出す、5つの裏技を伝授しましょう。

①前日は10時間寝る

そもそも身長は、1日の間で1～3センチほど変動します。一般的には、夜より朝のほうが高いのですが、それは就寝中に椎間板や関節のすきまが広がるからだと考えられています。ですから、前日の夜は最低9時間、できれば10時間以上横になりましょう。朝もギリギリまで寝るのがおすすめです。

②できれば午前中に測ってもらう

朝のほうが身長が高いので、時間を選べるなら午前中、できれば朝一番に測ってもらいましょう。

③前日にあごの位置を決めておく

前日中に、「ベストな顔の角度」を知っておきましょう。壁沿いに立ち、あごの位置を変えながら、身長を測ってみてください。

左のイラストのように、Ⓐあごをぐっと引いた

とき Ⓑ少しあごを上げたとき　Ⓒ少し上を向いたとき　の３パターンで計測し、一番高い数字が出た角度を覚えておきましょう。

④下腹をひっこめる

ここからは「本番」中の心得です。いよいよ身長を測るときは、下腹をひっこめましょう。

腰椎は「前弯《ぜんわん》」といって、前側に曲がっています。ここで下腹をひっこめると、前弯を後ろに押し込む形になります。つまり、曲がった状態が少しまっすぐになり、そのぶん身長が高く測れる可能性があります。

⑤深呼吸ＭＡＸで測る

④と同時に、ＭＡＸまで息を吸いましょう。深く息を吸うと、肺が膨らみます。しぼんだ状態よりも膨らんでいるほうが、伸展作用があります。

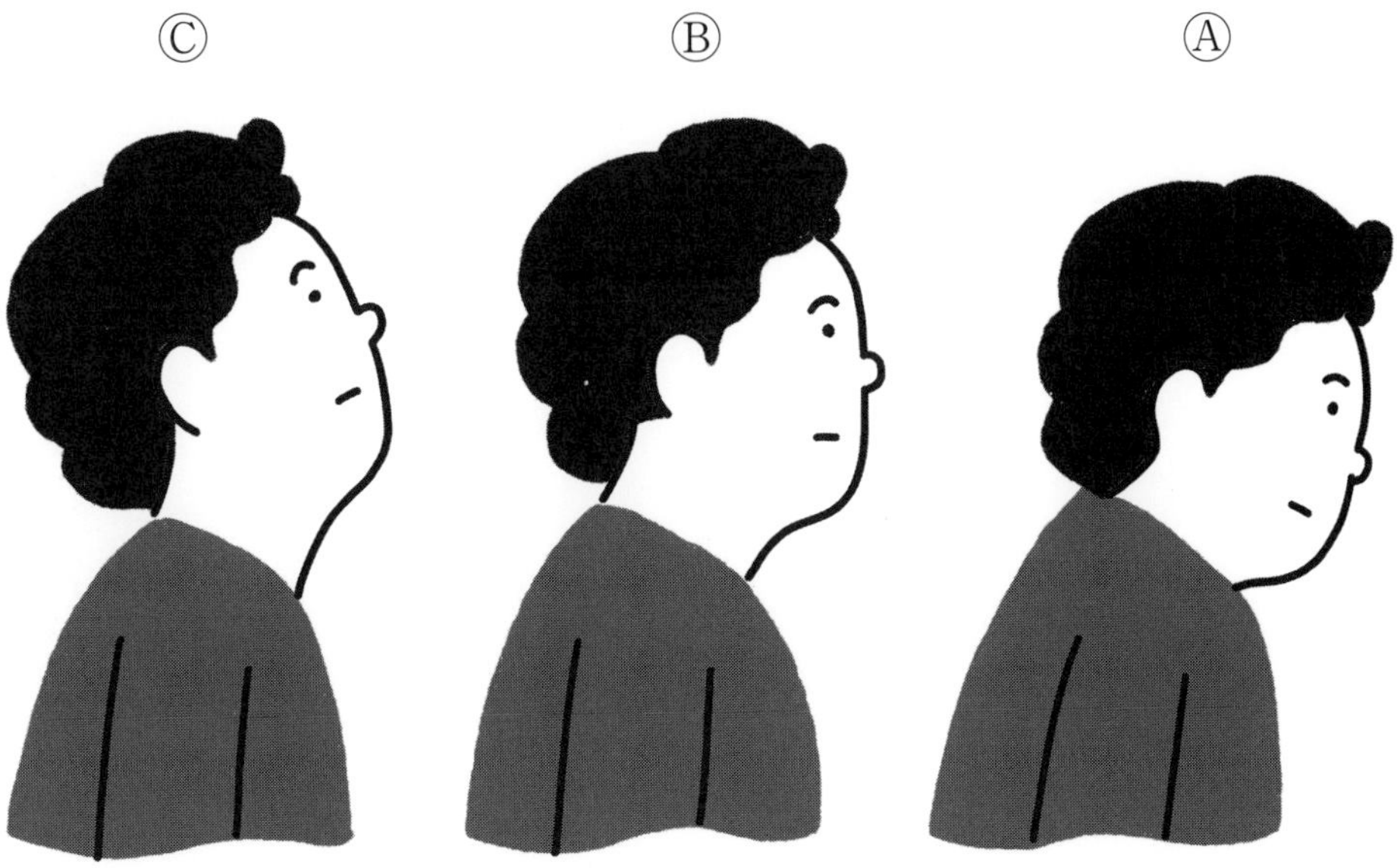

身長に良い成分、本当の効果は？

✦フコイダンで背は伸びるか？

テレビを見ているとしょっちゅう流れる、（保健機能食品を除いた）いわゆる健康食品のＣＭ。

それぞれ、「この成分がこんな効果を発揮する」とうたっていますね。その中には、身長に良い影響があるのでは、と思わせるものもあります。本当のところはどうなのでしょうか？

まず、「身長を伸ばすのに欠かせない栄養素」と言われているフコイダンについて。これは「もずく」に含まれている成分です。

栄養素自体は良いものなのでしょうが、身長を伸ばすかどうかに関しては、現段階では残念ながら有力なエビデンスはありません。

ある医療系ホームページには、「フコイダン単体をとっても身長を伸ばす効果はありません」という記載もあります。今のところ、おすすめするほどのものではない、と言えます。

一方、これまたＣＭでおなじみなのが、「グルコサミン」「コンドロイチン」という、膝痛などに効くと言われている成分です。

軟骨の機能が高くなるなら、身長が伸びるのでは……というイメージを持つ人もいるかもしれません。

しかし、グルコサミンとコンドロイチンは、そもそも軟骨への作用に関しても、今のところ高い

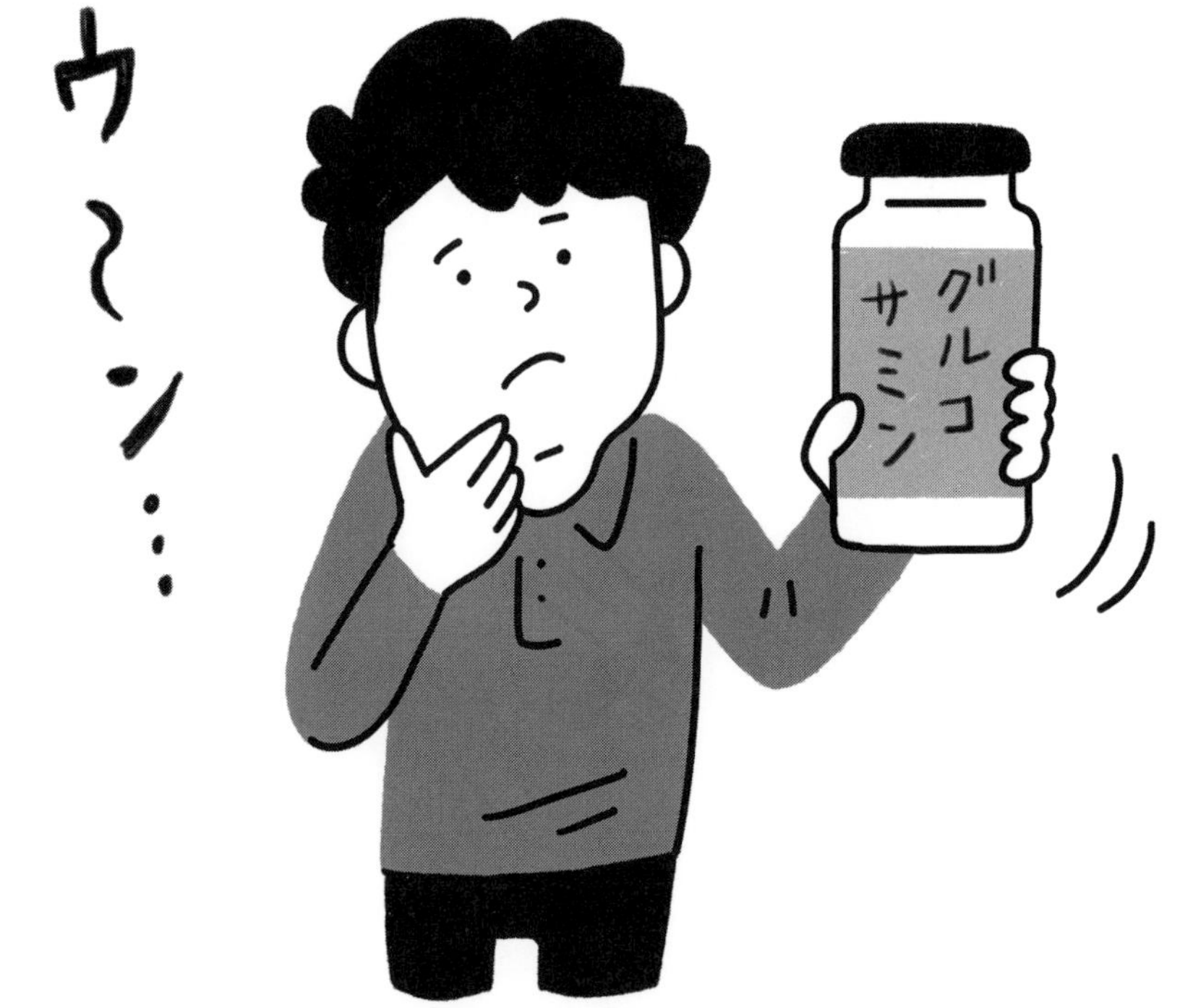

エビデンスはありません。

整形外科医が100人いるとして、中には何人か「少しは良いかもしれない」と言う人もいれば、「あまり意味がない」と言う人もいる、といった感じです。

身長を伸ばしたくてサプリメントを飲むなら、鉄分や亜鉛やビタミンなど、効果のあきらかなものを優先したほうが良いでしょう。

✦アルギニンと成長ホルモン

はたまた、薬局のサプリメントコーナーでよく見かけるアルギニンについてはどうでしょうか。

身長に良いとする説、別に効果ナシとする説、両方があります。

アルギニンはアミノ酸の一種。必須アミノ酸ではないものの、「準必須アミノ酸」として成長期には重視されています。

良質なアミノ酸の摂取は、身長を伸ばすのに、とても有効です。

また、アルギニンは成長ホルモンの分泌を促す物質としても有名です。良質な栄養素である上に、成長ホルモンも増えるのなら、一見「大いにとるべき」かのように思えますね。

分泌効果は持続的でない？

しかし、「日本小児内分泌学会」は逆の見解を出しています。内服する程度では、アルギニンの血中濃度は上がらず、成長ホルモン分泌はわずかなものだろうし、分泌されたとしても一時的だ、とのこと。

あきらかに身長を伸ばすだけの成長ホルモン分泌が持続的に行われるとは思えない、という趣旨の記述が、同学会のＨＰにも記載されています。

確かに筋の通った説明です。アルギニンを飲んで最終身長が何センチも伸びるとは考えにくい、と私も思います。

とはいえ、「効果はゼロ！」と言いきるのも、少し夢がないような気もします。

アミノ酸としての働きと、成長ホルモンの分泌促進作用は、「わずか」とはいえ、あるにはあるわけですから、「一時的だから意味ナシ」と一蹴するのも、もったいないと思います。

たとえば、運動によっても成長ホルモンは分泌されますが、これもまた一時的であり、持続的ではないですね。それでも、「運動なんて意味ナシ」とは、誰も言わないわけです。ならばアルギニンにも、もう少しチャンスをあげても良いのではないでしょうか。

広告の鵜呑みや過信は禁物

事実、「アルギニンで身長が伸びた」という論文も存在します。それは、コペンハーゲンの7～13歳の子どもを対象として、7年間の身長推移を観察した研究です。

アルギニンの1日の摂取量が2・2グラム未満の子どもたちと、2・8～3・2グラムの子どもたちを比べたところ、摂取量の多い子たちのほうが、1年につき0・33センチ良く伸びた、という結果が出たそうです。

これを「効果あり」と見るか、あるいは「たったの3ミリだけ?」と見るかは人それぞれですが、少なくともアルギニン摂取が身長にとってマイナスに働くことはない、と言えるのではないでしょうか。

ともあれ、どんなに「良い」とされる成分でも、過信は禁物です。そればかりとるのはむしろ不健康ですし、誇大広告にも注意が必要です。ほどよい距離でつきあうのがベストです。

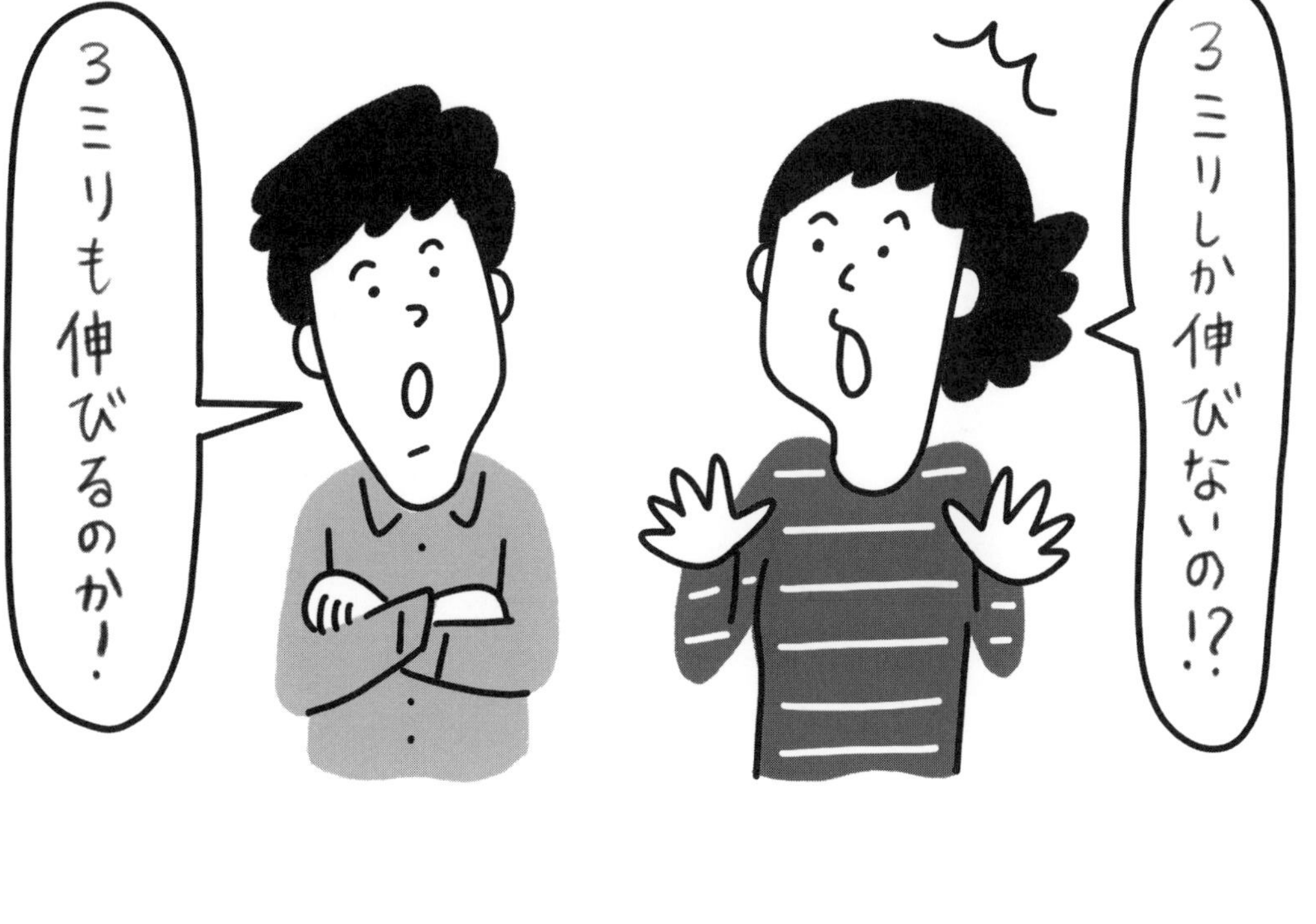

私のクリニックにおける治療

成長ホルモン補充療法は高い効果あり

私のクリニックでは、医療的なアプローチによって、身長を伸ばす治療をしています。クリニックに通ってまでは……とお考えの人でも、身長を伸ばすためには必要な情報も含まれていますので、ここで紹介しておきます。

推奨対象年齢は、男の子なら5歳～14歳0カ月、女の子なら5歳～13歳0カ月。5歳未満でも、事前にご相談いただければ受診可能です。

初診の際は、まず採血をします。一週間後に採血結果を伝え、治療が開始されます。

その後、月に一度のペースで通院していただき、そのつど採血を行いながら進めていくのが基本です。とはいえ、遠方在住で通院の難しい方もいらっしゃるので、頻度は適宜、調節をします。治療期間は、ご本人の望む身長になるか、もしくは最終身長を迎えるまでです。

治療内容には、3つの要素があります。

ひとつは成長ホルモン補充療法。注射によって成長ホルモンを投与する治療です。

この方法による効果は、数々の論文で立証されています。半年間の治療で成長速度が2倍近くまで上がった、治療なしのグループに比べて3年間で9センチの改善が見られた、という報告もあります。体内で生成されるものを補充する治療なの

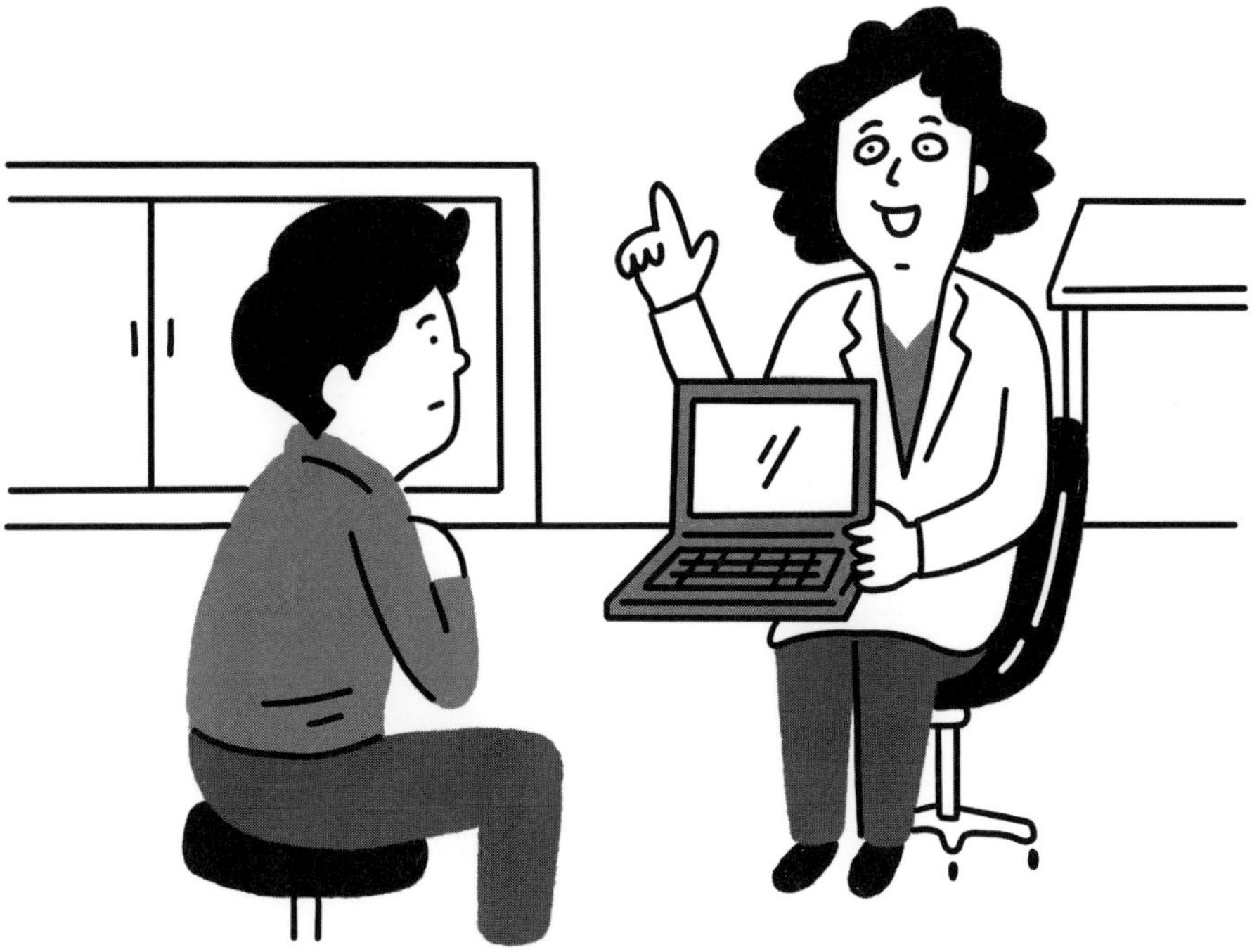

で、安全性も比較的高いと言えます。
ただし、ご自宅での毎日の注射が必要であり、治療費も高額なため、非常に強く、切実に悩まれている方が対象となります。

◆思春期を遅らせる治療も

２つ目は、生活栄養指導です。ご本人の生活指導に加え、採血結果を見て、欠乏している栄養素を補充します。具体的には亜鉛、ヘム鉄、ビタミンD、アミノ酸などのサプリメントを処方します。

３つ目は、思春期が非常に早く来てしまいそうなときに遅らせる治療です。プリモボラン（男子のみ）、リュープリン、スプレキュアといったコントロール薬を使います。

思春期が来たら、そのあとは「待ったなし」ですから、受診は早ければ早いほど良いでしょう。

身長にまつわる、よくある質問や悩み

低身長に悩んでいる子どもやそのご家族から、私のところにとてもよく寄せられる質問や相談が、いくつかあります。ここでは、それらをまとめてご紹介しましょう。

◆早熟や晩熟は親から遺伝する？

ご兄弟で来られる方の成長シートを見ると、兄弟で似た曲線を描くケースがよくあります。このようなことが起こるのは、親からの遺伝の結果だと考えられます。

このことから、両親とも早熟なら子どもも早熟、両親とも晩熟なら子どもも晩熟になる可能性が高くなると推測できます。

◆声変わりの目安は？

思春期開始の目安としての「声変わり」は、声が低くなった時期のことなのか、かすれ始めたときなのか、という質問をよくされます。

これは「かすれ始めたとき」です。ちなみに「発毛」に関しても、「うぶ毛が生え始めたとき」と考えましょう。思春期症状は判定が難しいので、「だいたい」で考えていただいて大丈夫です。

◆眠るときの姿勢は？

枕を使って眠ると背筋が伸びないのでは、と心配される人もいます。

確かに、あおむけで枕の上に頭をのせると、頭が少し前に出てしまいますが、枕を使ったほうが、睡眠の質は確実に上がります。

質の良い睡眠は身長の伸びを促進するので、枕はしたほうが良いと思います。世界中に枕が普及していることを考えても、睡眠には必要なアイテムだということです。

ただし、高すぎる枕は調整が必要です。オーダーメイドで作るのも良いかもしれませんね。

後天的要素は遺伝する？

できるだけ食事・睡眠・運動などに気をつけた結果、予想以上に子どもの身長が伸びたとして、そういう後天的な要素は、はたして孫にまで遺伝するでしょうか。

結論から言うと、遺伝すると推定されます。

この70年間で、平均身長はぐっと伸びました。

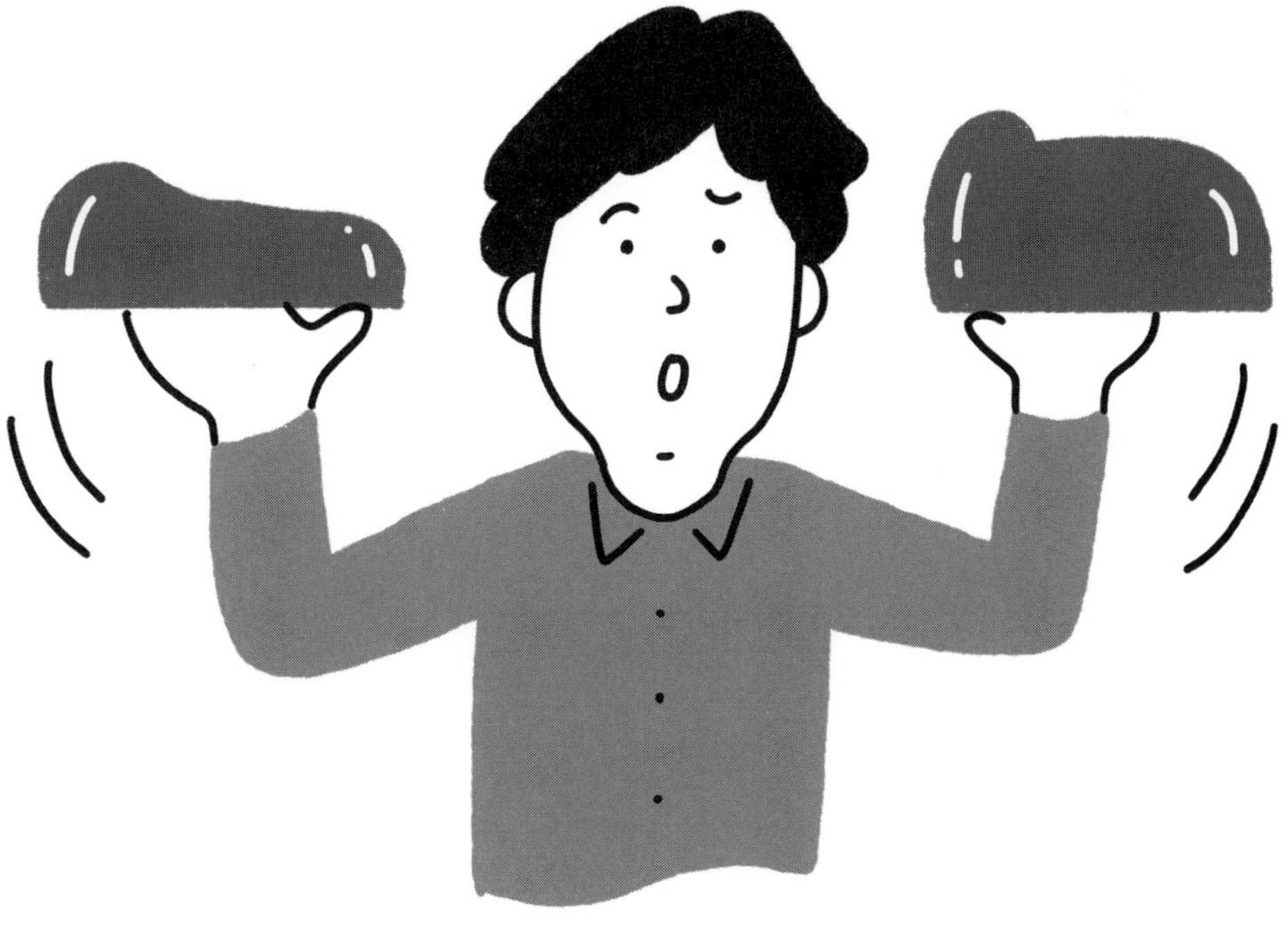

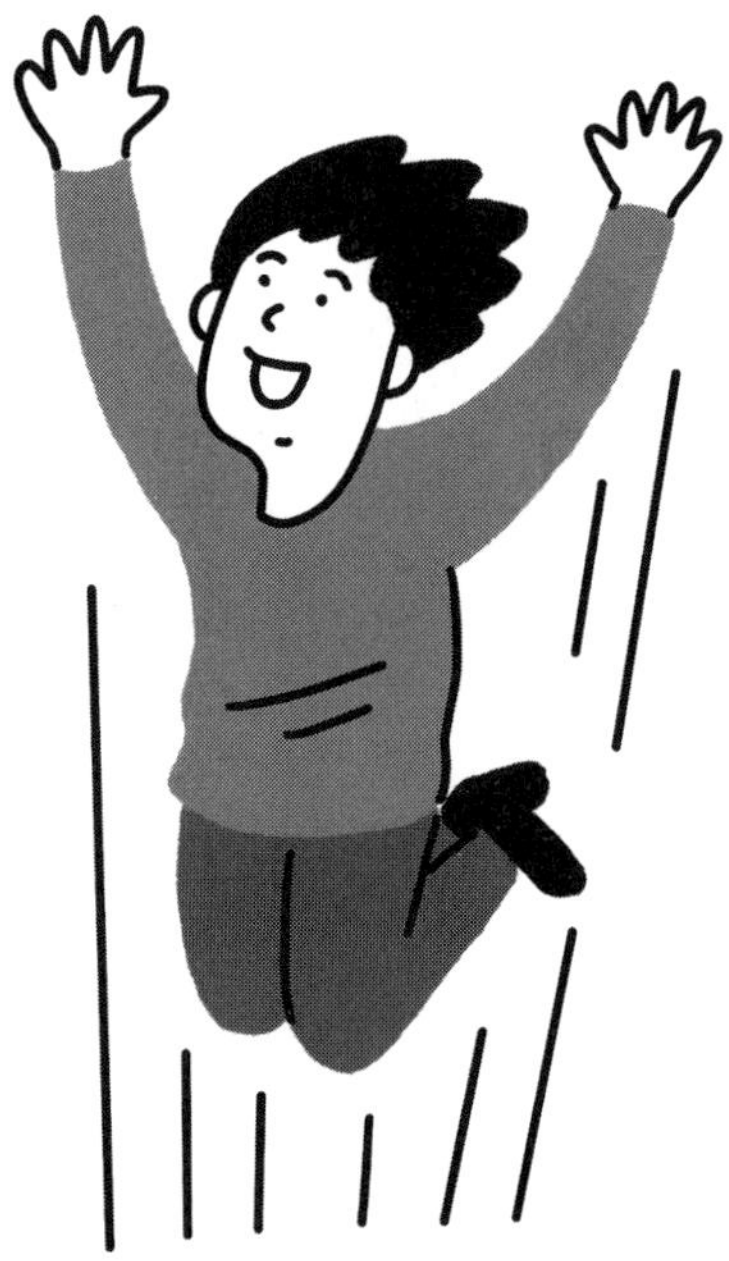

それは、親の睡眠や栄養が改善されて身長が伸び、それが子どもに、そして孫に、受け継がれていったということです。

ある特定の家族だけを見ると隔世遺伝的に小さくなる可能性も考えられますが、全体でとらえると「後天的要素は遺伝する」と考えても良いでしょう。

◆激しすぎる競技の問題点は?

激しいスポーツをすると、栄養の出る量が多くなります。ですから食事に気をつけていないと、栄養欠乏状態になって身長の伸びが悪くなる可能性があります。

メンタル面でも同じことが言えます。非常にストレスの強い環境にさらされたときは身長の伸び率が悪く、そのストレスから解放されたときに身長の伸び率が上がった、というケースも何人か見てきました。

◆ジャンプで背は伸びる?

運動という意味では、トランポリンなどでジャンプするのは良いことだと思います。ただし、「ジャンプすることが好影響か?」というと、難しいところです。ジャンプの作用が身長を伸ばすのにプラスに働くかどうかは、明確な論文が出ているわけではありません。少なくともマイナスに働くことはない、と思います。

第 3 章

これで身長を伸ばす！
10の成長スイッチ

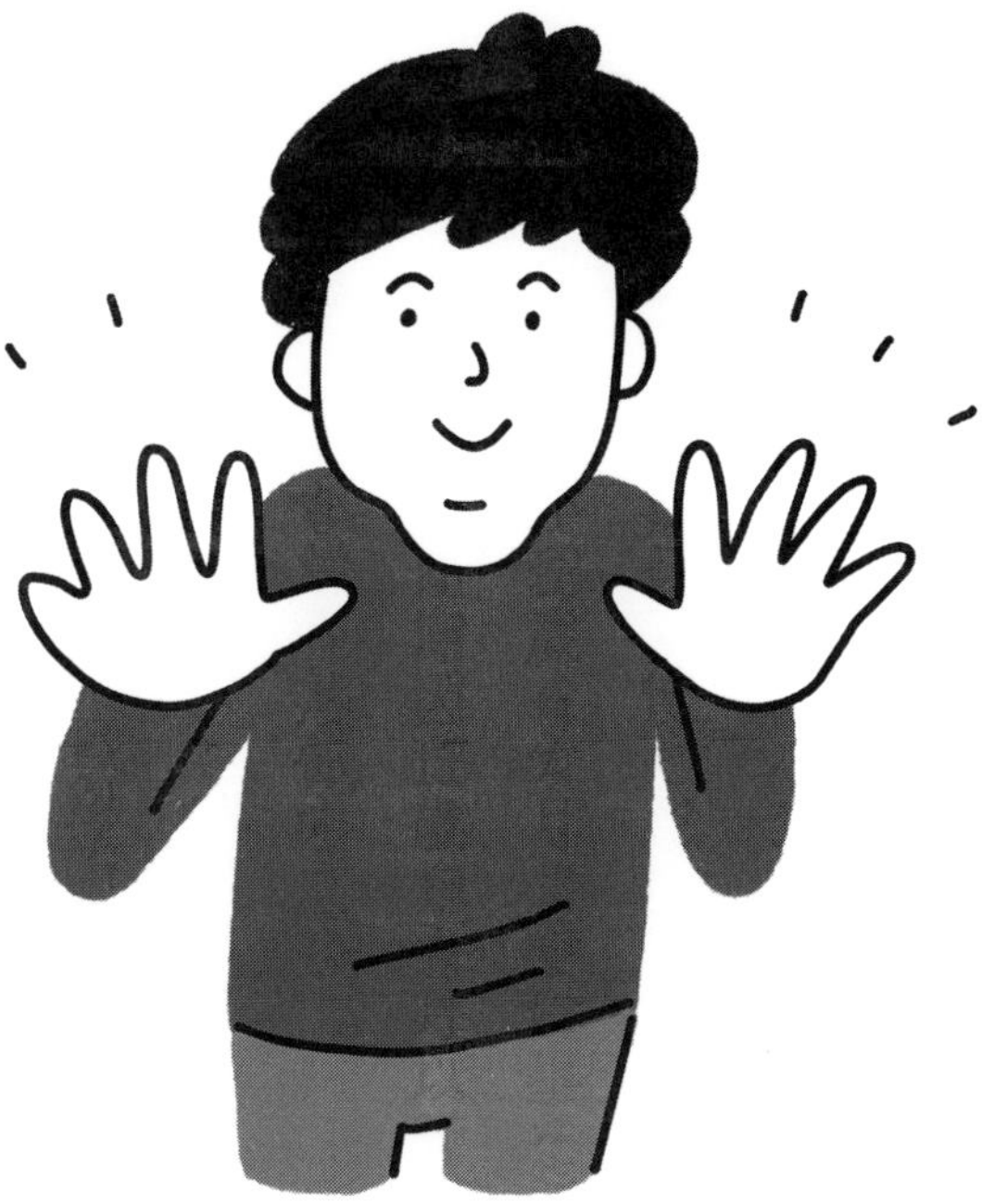

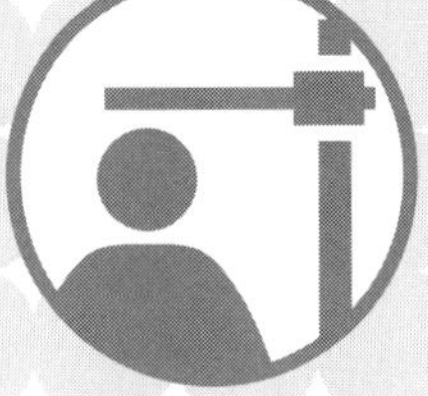

成長スイッチ①　必死で背を伸ばす覚悟を！

◆健康な生活は、意外に難しい

この本のタイトルには、「13歳からでも身長は伸ばせる！」という言葉がついています。

私はここに、2つの意味を込めています。それは「叱咤」と「激励」です。

「まだ可能性はあるから、あきらめないで」と激励したい気持ちもありますが、あえて強く伝えたいのは、「もう時間がないぞ！」という叱咤です。

健康な生活が大切であることは、もうご存じですね。ただし、それは「のんびりゆったり過ごせば良い」ということではありません。

たとえば次節の「睡眠はたっぷり深く！」などは一見簡単な心得のようにも思えますが、13歳の少年少女が、これを毎晩行うのは難しいものです。漫画を読んだり動画を見たり、友だちとスマートフォンでやりとりしたり、この年ごろはやりたいことがたくさん。健康的に過ごすことは、むしろ「はなれわざ」かもしれません。

だからこそ、身長を伸ばしたいなら、「必死で」生活習慣を整えなくてはなりません。

前章で、身長は受験と同じだ、とお話ししました。志望校にあたるのが、目指す最終身長です。

成長シートは、さしずめ模擬試験のデータ。ひとつ右のSDに移れば、「C判定がB判定になった」という感じでしょうか。

13歳は「受験前」の秋冬ごろ

そして受験日は、「骨端線が閉じる日」です。一度閉じれば二度と開かないので、「浪人」という選択肢はなく、むしろ受験よりもシビアです。

骨端線が閉じるのは、男子なら16歳０カ月、女子は15歳０カ月が平均値。早熟ならば、さらに１年早まり、超早熟なら２年早まります。

私が「もう時間がないぞ！」と言う意味、おわかりですね。

13歳は受験でいうなら「夏休みはとっくに過ぎた」状態です。早熟タイプなら晩秋ごろ、超早熟なら受験直前にあたります。

ですから今すぐ、生活習慣を整えましょう。なんとなくではなく、ストイックに、情熱をもって臨むのです！　そして、骨端線が閉じる前に走り抜けましょう！

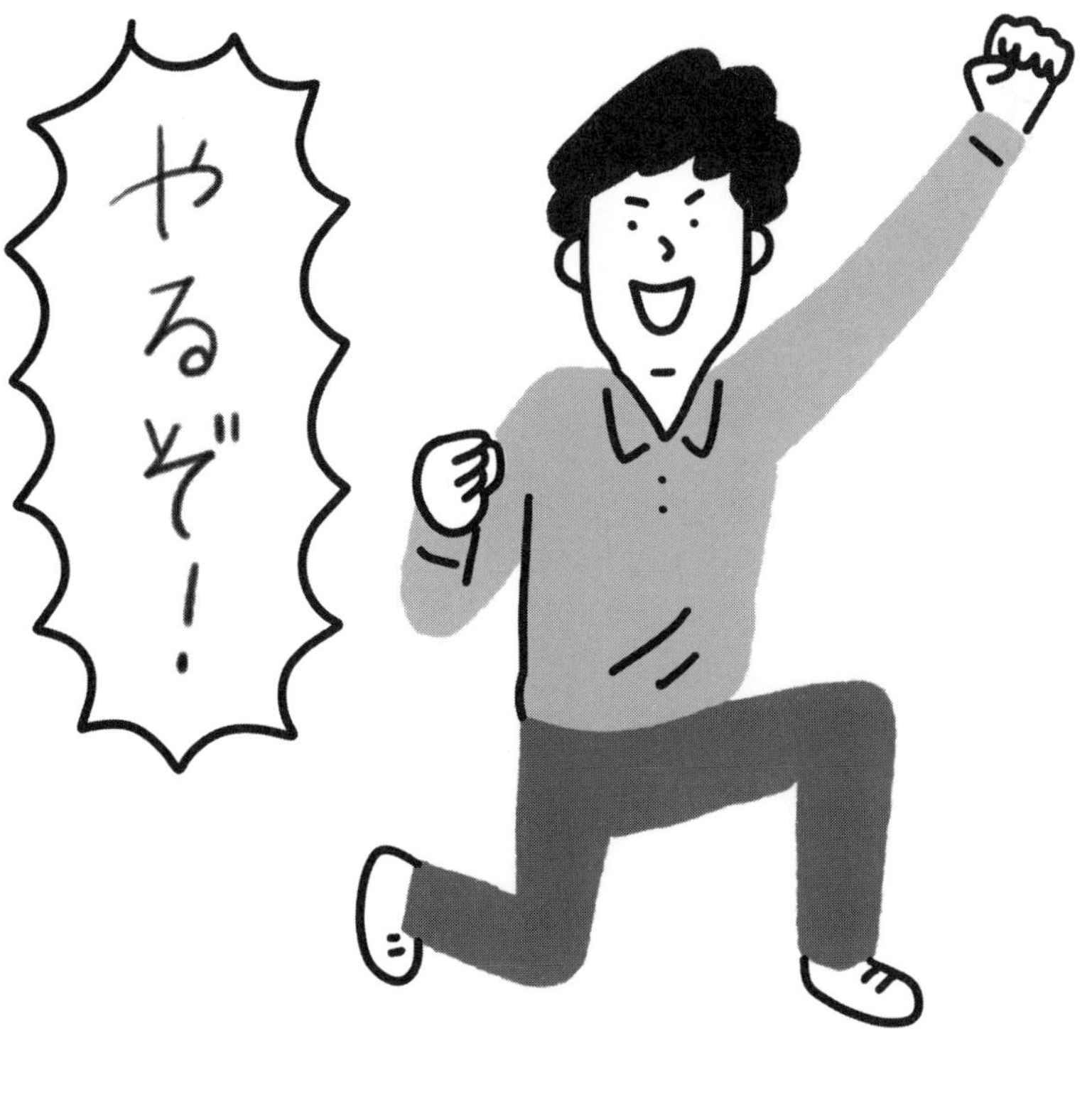

成長スイッチ②
睡眠はたっぷり深く！

少なくとも9時間は眠ろう

身長を伸ばしたいなら、良い睡眠をとることが必要不可欠です。

人生のうち、約3分の1は睡眠時間です。この時間をぞんざいに過ごすのは人生の、そして身長の損失です。

睡眠中には、大量の成長ホルモンが分泌されます。ですから「量」と「質」を双方高めていかなくてはなりません。

まず量で言うと、41ページにも登場したNational Sleep Foundation（国際睡眠財団）が、6～13歳には9～11時間の睡眠が必要だというデータを出しています。ですから、少なくとも9時間は眠りましょう。

何時に眠るのがいい？

何時から何時まで眠ればいいのかは、本人の生活サイクルしだいです。翌日の登校時間から逆算すれば、起床時間と、就寝時間が自然と決まります。

逆算といえば、入浴に適した時間もそれによって決まります。

お風呂から出るタイミングは、睡眠の90分前くらいがベストです。

お風呂に入ると体温が上がりますね。この上

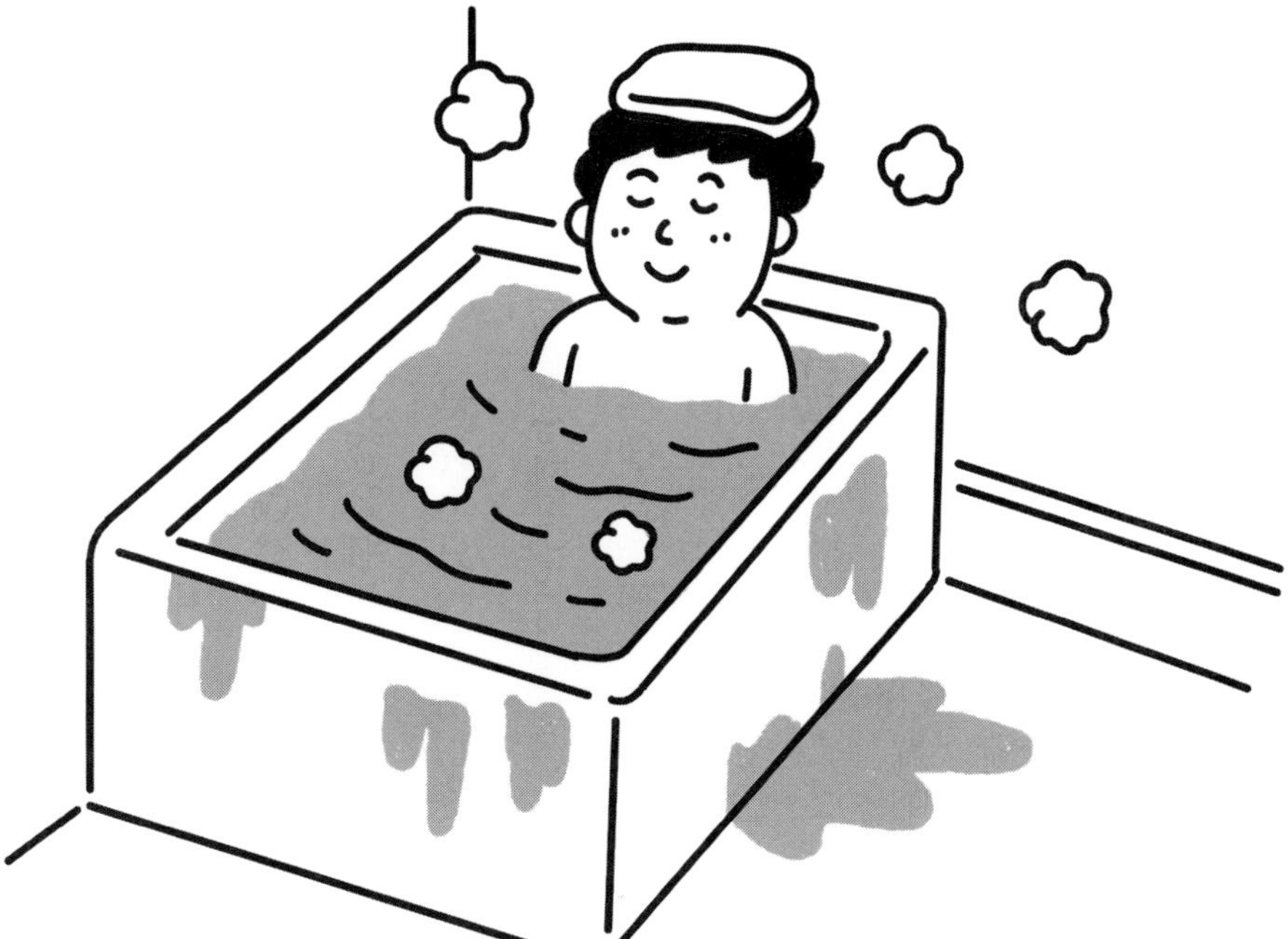

がった体温が、お風呂から出て再び下がっていくにつれて、スムーズに入眠が訪れると言われています。そのタイミングが、だいたい90分なのです。

◆シャワーだけの入浴はＮＧ

ちなみに入浴は、シャワーで済ませてはいけません。なるべくバスタブに入って、しっかりと体を温めましょう。

湯船に入ることは、身長を伸ばすために睡眠の「質」を上げる習慣でもあると言えます。

ほかにも、質を上げるためにできることは多くあります。

たとえば、あたりまえですが、寝る前は必ず歯を磨くこと。口の中のネバネバした感じが頭のすみっこに引っかかっているだけで、良質な眠りが妨げられてしまいます。

寝る前のスマホやテレビはNG

清潔なパジャマにきちんと着替えることも大事です。また、暑すぎても寒すぎても寝苦しくなるので、部屋を快適な温度に保つ工夫もいるでしょう。

日中に体をしっかり動かすことも忘れてはいけません。ほどよく体を疲れさせておくことで、深い睡眠に入れます。

そして、すでに述べたとおり、夜更かしは早熟の原因になると言われているので厳禁です。それを抜きに考えても、睡眠のリズムが崩れるもとなので避けるべきです。

そのためにも、スマホは就寝1時間前には使用禁止としましょう。

テレビやパソコンの画面も見ないこと。これらが発する光線「ブルーライト」は波長が短く、目への刺激が強いため、頭が冴えてしまうからです。

入眠直後は成長ホルモンが大量に！

ぐっすり眠りにつくと、成長ホルモンが分泌されます。

成長ホルモンの分泌量は、最初の90分がピークです（左図参照）。ですからご家族は、このタイミングで、なるべくお子さんを起こさないように気をつけてください。一番良いタイミングで中断されると、その晩の成長ホルモンの分泌は著しく減ってしまいます。

深く熟睡している状態をノンレム睡眠、眠りがやや浅く、脳が覚醒に近い状態をレム睡眠と呼びます。

人間が夢を見るのは後者のレム睡眠のときが多いと言われています。

入眠からの経過時間と成長ホルモンの分泌量

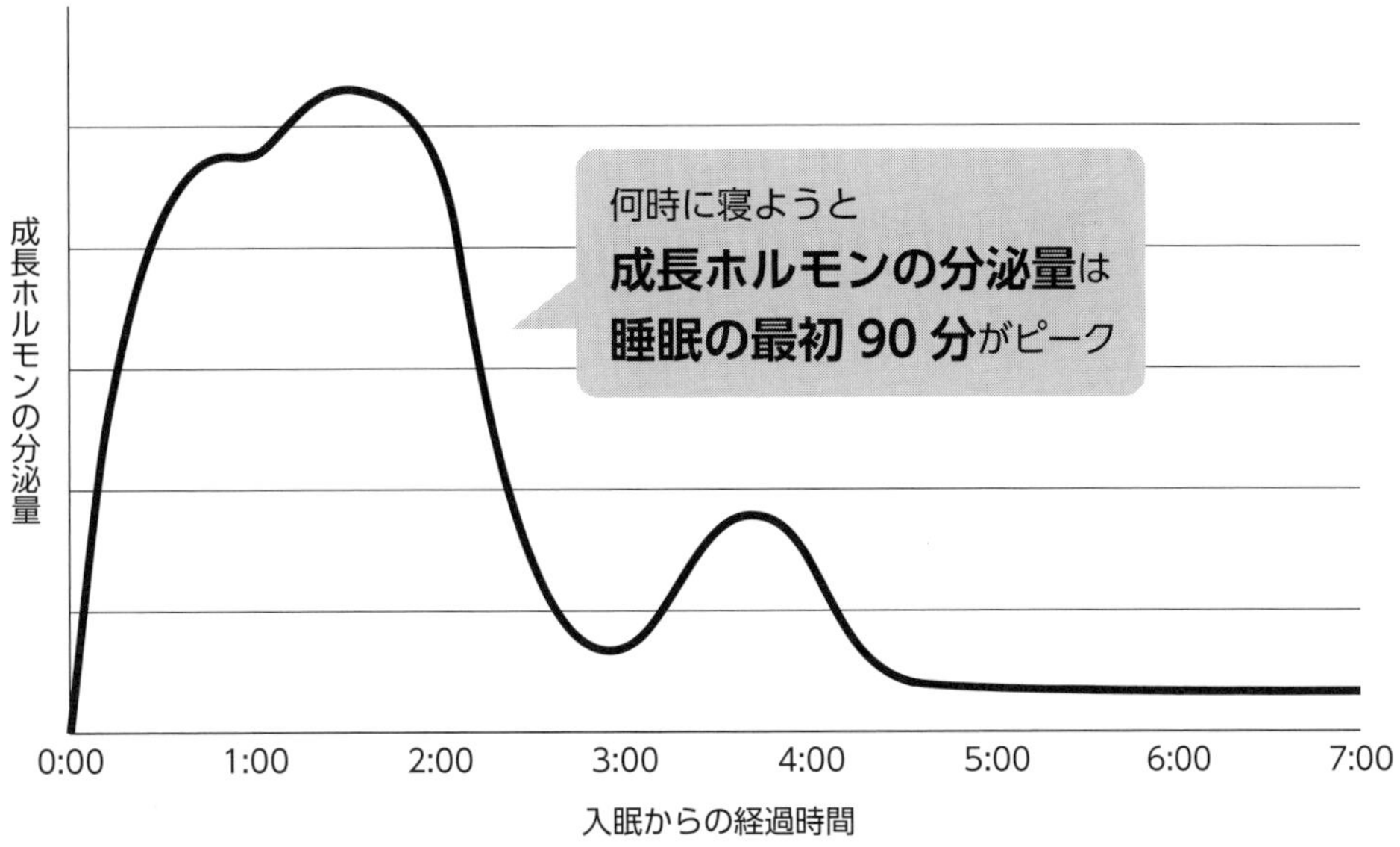

✦良い睡眠は生活全体を健やかにする

２つの眠りは交互に何度か繰り返されますが、眠りの深いときほど成長ホルモンの分泌が高まります。成長ホルモンは、最初の約４時間の間に大半が放出され、その後の分泌量はわずかです。

「それなら９時間寝なくても、最初の４時間だけ寝れば良いのでは？」という質問をよく受けるのですが、それは少々乱暴です。

睡眠の目的は、成長ホルモンだけではないからです。体力回復のためでもありますし、成長ホルモンを介してなされる筋肉の回復や骨の生成や、脳の中の記憶の整理など、さまざまな目的があります。そうして回復し、健やかに目覚めた体であってこそ、元気に１日を送ることができます。

睡眠は、体の成長はもちろんのこと、生活全体を良くする時間でもあるのです。

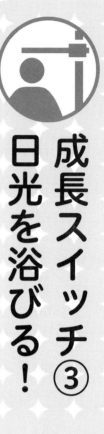

成長スイッチ③ 日光を浴びる！

◆日光で睡眠リズムが整う

前節の「毎日少なくとも9時間、質の良い睡眠をとる」という習慣をつけるには、睡眠の「リズム」が整っていなくてはなりません。

それなのに、日常には、リズムを崩したくなる誘惑がたくさんあります。とくに子どもの時期は夜更かしに独特の楽しさを覚えますし、休みの日の朝は、いつまでも眠っていたいと思うものです。

しかし、言うまでもなく、夜更かしすれば9時間の睡眠をキープできません。休日の朝、いつまでも寝ていたら、夜に眠気が訪れず、その晩の睡眠時間が減ってしまいます。

それを防ぐには、何が必要でしょうか。実は、リズムを整えるために簡単な方法があります。

毎朝、起きたらカーテンを開けて、日の光を浴びましょう。これによって「体内時計」が整います。体内時計は脳の中にあって、体温の変動やホルモンの分泌量など、いろいろなことを整えています。もちろん、睡眠のリズムもつかさどっています。

人間の体内時計が刻む、約24時間周期のリズムのことを、「サーカディアンリズム（概日リズム）」と言います。なぜ「約」なのかというと、ここには個人差があり、しかも、人間の体は25時間ぐらいの周期で生活するようにできているからです。それを24時間に合わせるために、「日光」が有効なのです。

◆16時間後に眠くなる自然のタイマー

起きてすぐ日光を浴びると、目から光が入りますね。網膜を通じて、脳が「光を受け取った」と認識すると、体内時計は０の位置に戻ります。そして「これから16時間後に眠くなる」というタイマーがセットされるのです。

朝に光を浴びることは、夜になったら自然と眠れるための仕掛け、とも言えます。

ちなみに日光は、ビタミンＤの合成も促します。ビタミンＤは身長に直接的な効果があるわけではないものの、骨粗しょう症やＯ脚と関連が深く、骨の健康には欠かせません。

朝一番に日光を浴びる習慣を心がけましょう。

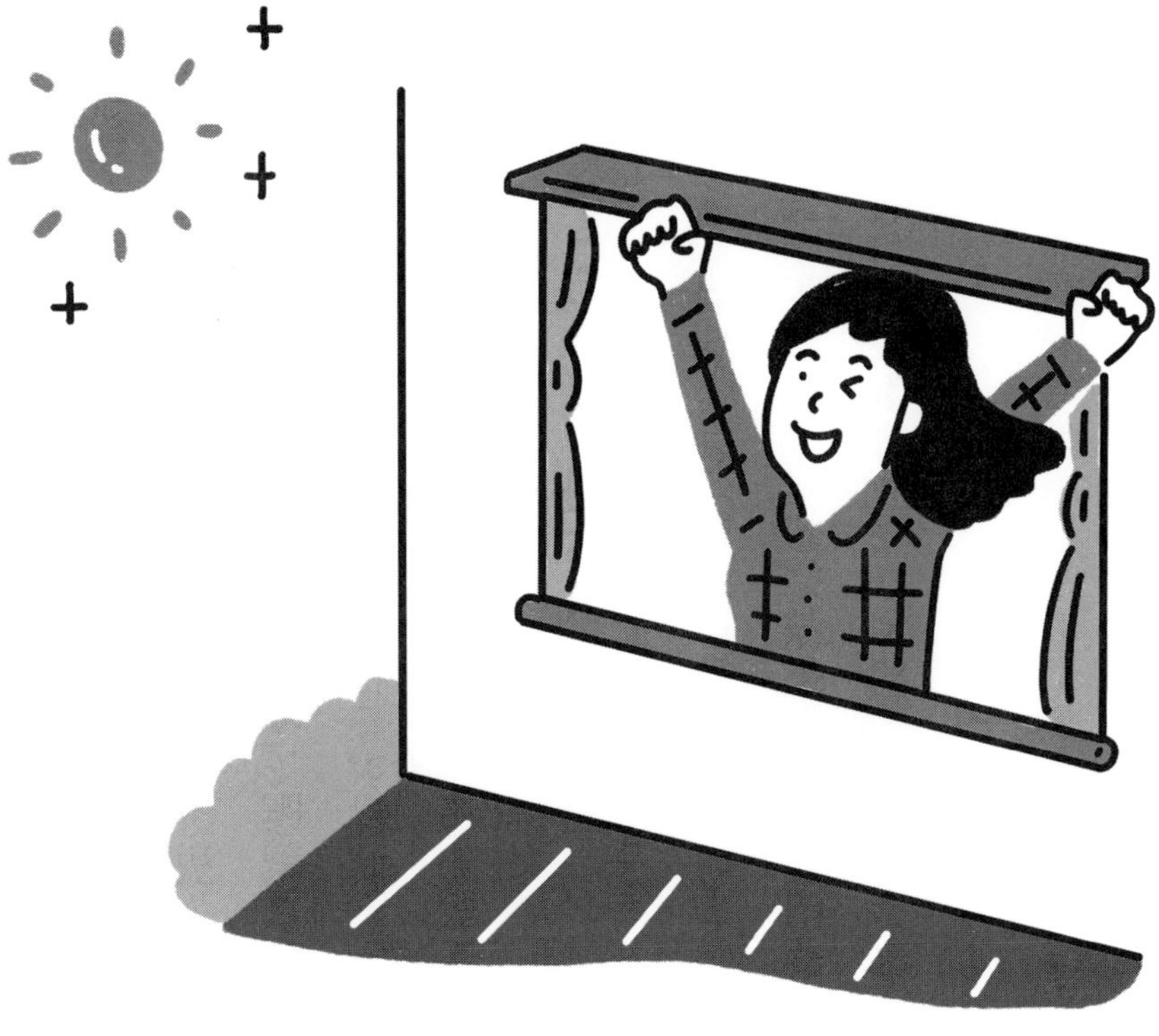

成長スイッチ④ 全身運動をする！

◆運動で成長ホルモンがはね上がる

大前提として、運動は、身長が伸びる伸びないにかかわらず、「したほうが良いもの」です。体の健康はもちろん、心もリフレッシュされます。

では、身長に関してはどうかというと、もちろん好影響があります。70ページでお話ししたとおり、日中に体を動かしておくことで、睡眠の質が格段に上がります。

また、運動をするとお腹がすいて、食欲が増します。その結果、栄養の吸収が良くなります。

後ほど詳しく述べますが、タンパク質・アミノ酸の摂取は、身長を伸ばすのにプラスに働きます。運動をしたあとは、タンパク質の吸収率が上がると言われています。

そしてもうひとつ、すばらしい効果があります。成長ホルモンの分泌が強く促される、ということです。

参考になるのは、２００６年にノースカロライナ大学のグループによって発表された「性別及び運動における成長ホルモン分泌について」という論文です。

左のグラフは、その論文中に出てきた、成人女性と男性の、「運動時間ごとの成長ホルモン分泌量」です。３本の曲線は、低いほうから30分運動した人、60分運動した人、１２０分運動した人の

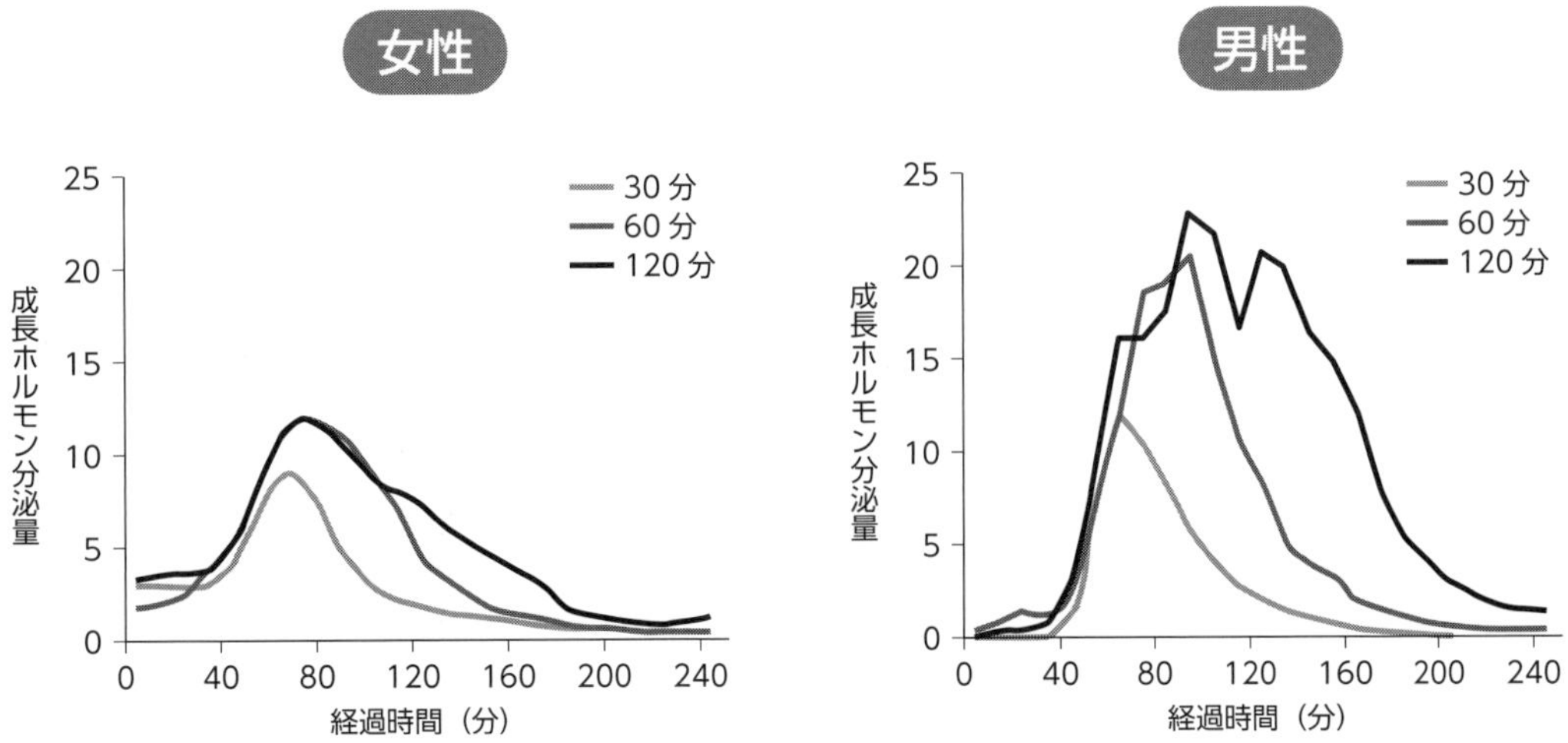

分泌量を示します。

長く運動した人ほど、大きな山を描いていることがわかりますね。運動は、いわば無料のホルモン補充療法であり、コスパ最強の健康法と言えそうです。

◆運動しすぎると栄養不足になることも

「長く運動するほど成長ホルモンが多く出る」とは言いましたが、「運動しすぎ」が悪いのは、常識的に考えて推察できますね。

クリニックには、スポーツを熱心にしている子どもがよく来ます。強化選手に選ばれている子どもいるのですが、そうした子たちにしばしば見られるのが、栄養欠乏状態です。

あまりにも運動量が多すぎると、エネルギーの消費も激しくなります。栄養でそれを補完できていない場合、かえって不健康な状態になってしまうのです。

ですから、1日の運動量の目安は「1時間強〜2時間ぐらい」が妥当でしょう。そして、運動をしたらそのぶん、しっかりと栄養を摂取することも忘れないようにしましょう。

◆筋トレのメリットとデメリット

「どんな運動をするか」も重要ポイントです。

おすすめするのは、全身運動です。重いダンベルを持ち上げるような、局部的に負荷をかける類の運動はあまり好ましくありません。

「では、筋トレはしないほうがいいの？」という疑問が出てくると思います。

筋トレに関しては、メリットとデメリットの両面があります。メリットは、やはり成長ホルモンの分泌量が増えることです。

一方で、筋トレをすると筋繊維が破壊されま

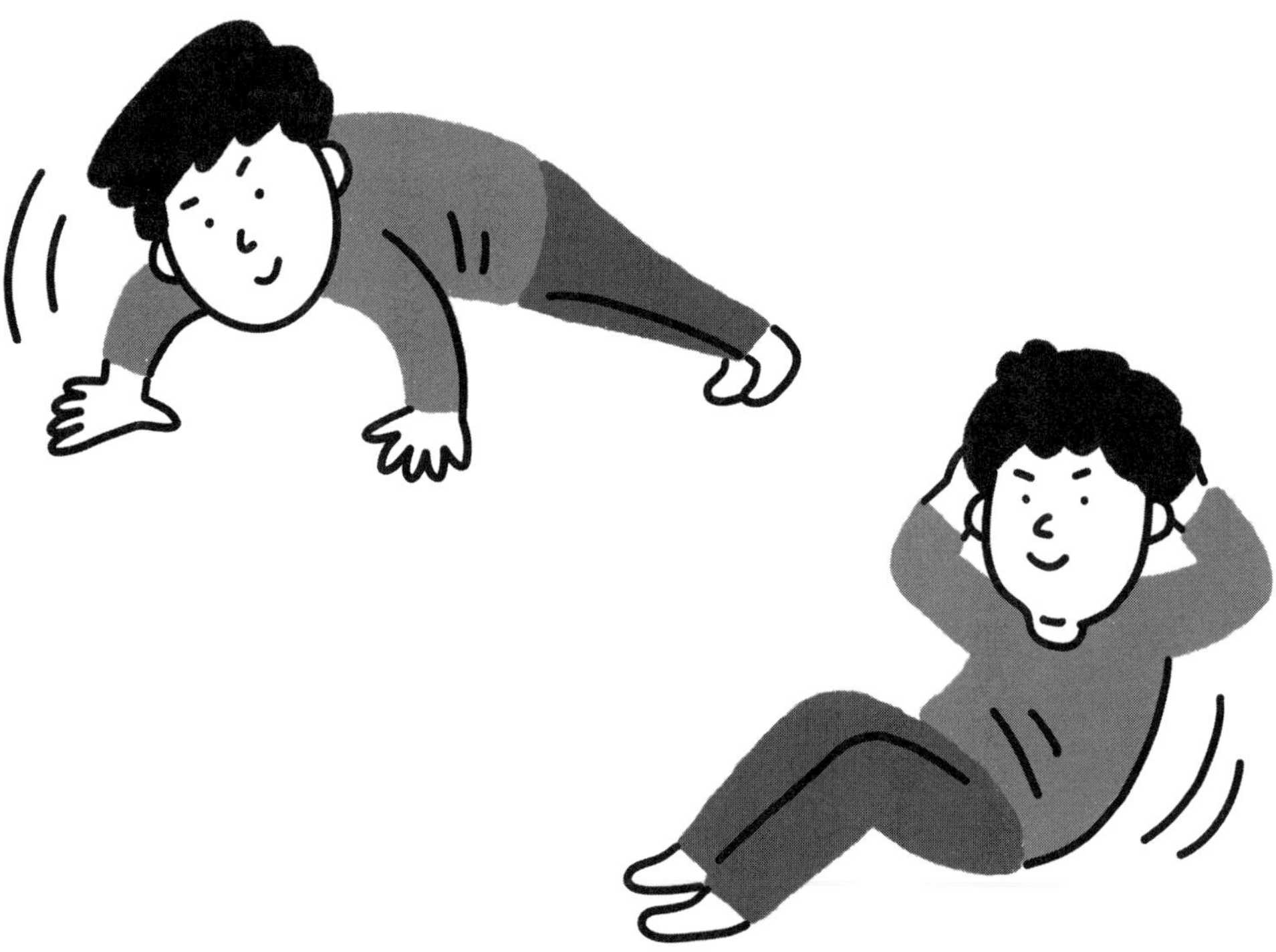

す。それを修復する過程で筋肉が成長して太くなっていくわけですが、それはとりもなおさず、「骨の発育など、身長を伸ばす部分に行くはずの栄養をもっていかれてしまう」ということです。

「だったら、それも補完できるくらいの栄養をとれば良いのでは？」という考え方もありますが、なんでもやりすぎはダメです。

◆全身を動かす運動が一番

そうは言いましたが、専用器具を使うような高重量の筋トレでなければ、それほど心配はないと思います。腕立て・腹筋・スクワットなど、自重で行う程度であれば大丈夫です。

しかし、「心配ないか」「大丈夫か」などと思いながら運動するよりも、やはり「メリットだけ」の全身運動を満喫したほうが良いのではないかと思います。全身運動に当てはまるスポーツは、非常にたくさんあります。

サッカー、野球、バスケットボール、水泳、ランニング、縄跳び、ダンス、テニス、卓球、バドミントン……など。

全身を使った運動なら、力が分散されることで、筋破壊もさほど起こりません。ほどよく全身の筋肉を使いながら、成長ホルモンをどんどん分泌させましょう。

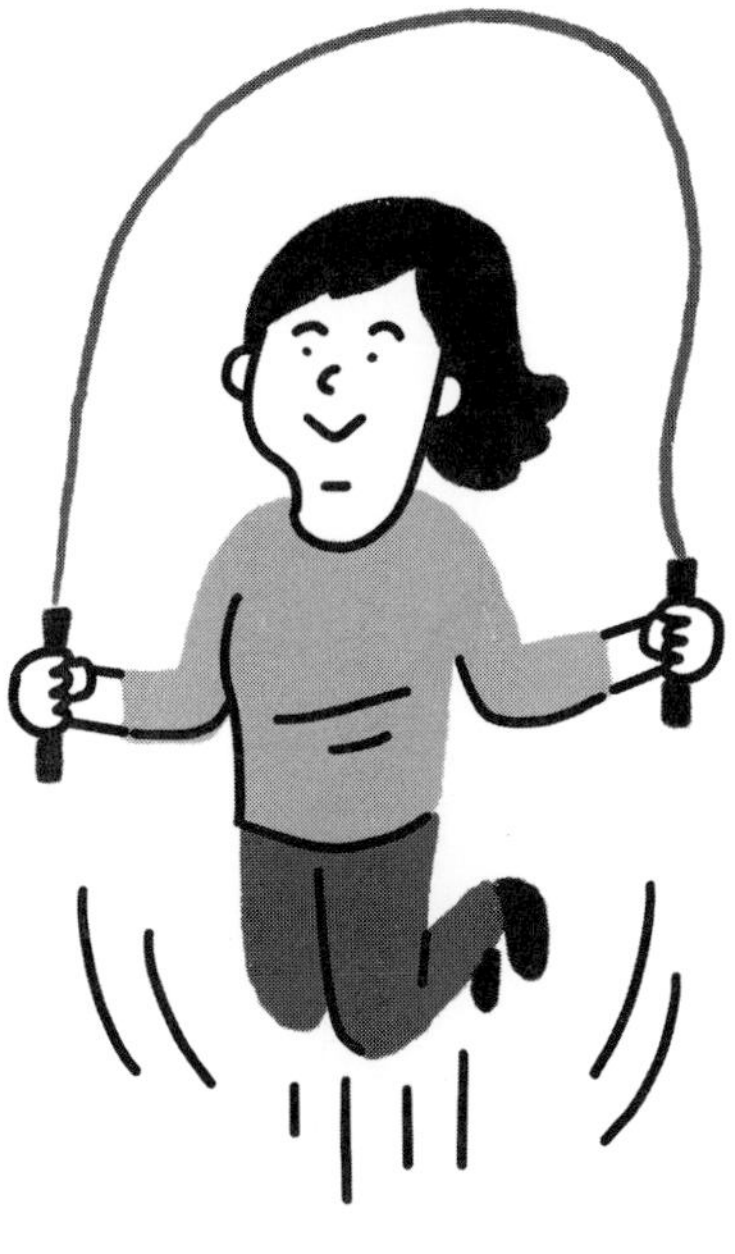

成長スイッチ⑤ 良質なタンパク質をとる！

◆タンパク質の摂取量で15センチの差!?

「何を食べたら身長が高くなりますか?」と聞かれたときに、最初に紹介するのがタンパク質の重要性です。

参考になるのは、チェコのグラスグルバーという先生が２０１４年と２０１６年に発表した論文です。この論文では、１０５の国における人々の身長と習慣、経済状況や食事習慣を統計学的に解析し、何を食べたら身長は伸びるのか、何をすると身長が高くなるかが研究されています。

その中で、１日あたりのタンパク質の摂取量と身長との相関が確認されました。

以下は、各国のタンパク質摂取量と男性の平均身長の比較です。

アメリカ……１１５グラム（１７９センチ）
オランダ……１０５グラム（１８４センチ）
日本……95グラム（１７２センチ）
タイ……58グラム（１６７・５センチ）
カンボジア……53グラム（１６２・５センチ）

タイやカンボジアとアメリカやオランダのタンパク質摂取量には、約2倍の開きがあります。そして平均身長の差は、15センチ前後です。

✦食事は「2PLATESセオリー」で

タンパク質は、高品質なものをたくさんとることが大切です。ごはんやパンにもタンパク質は含まれますが、より良いのは動物性タンパク質、つまり肉、魚、卵などのタンパク質です。

食事では、おかずを主食の2倍以上摂取するのが理想です。そこで「2PLATESセオリー」というものを考案しました。

主食ひとつに対して１枚のお皿分、タンパク質を含むものを食べましょう。ご飯一膳に対して、肉や魚などのメインを一皿。そして副菜に卵料理などをもう一皿、というふうに。朝食なら、食パン1枚と、ハムエッグと、ヨーグルトといった組み合わせが良いでしょう。

なお、牛乳やヨーグルトは良質なタンパク源ですが、「乳糖不耐症」といって、摂取すると下痢をする体質の人もいます。牛乳は脂質が多いので、肥満気味の子も注意が必要です。

これらの場合は避けたほうが良いですが、どちらにも該当しないなら、ぜひ積極的にとりましょう。１日３杯以上飲んだ子のほうが身長が高くなった、というデータもあるので、おすすめです。

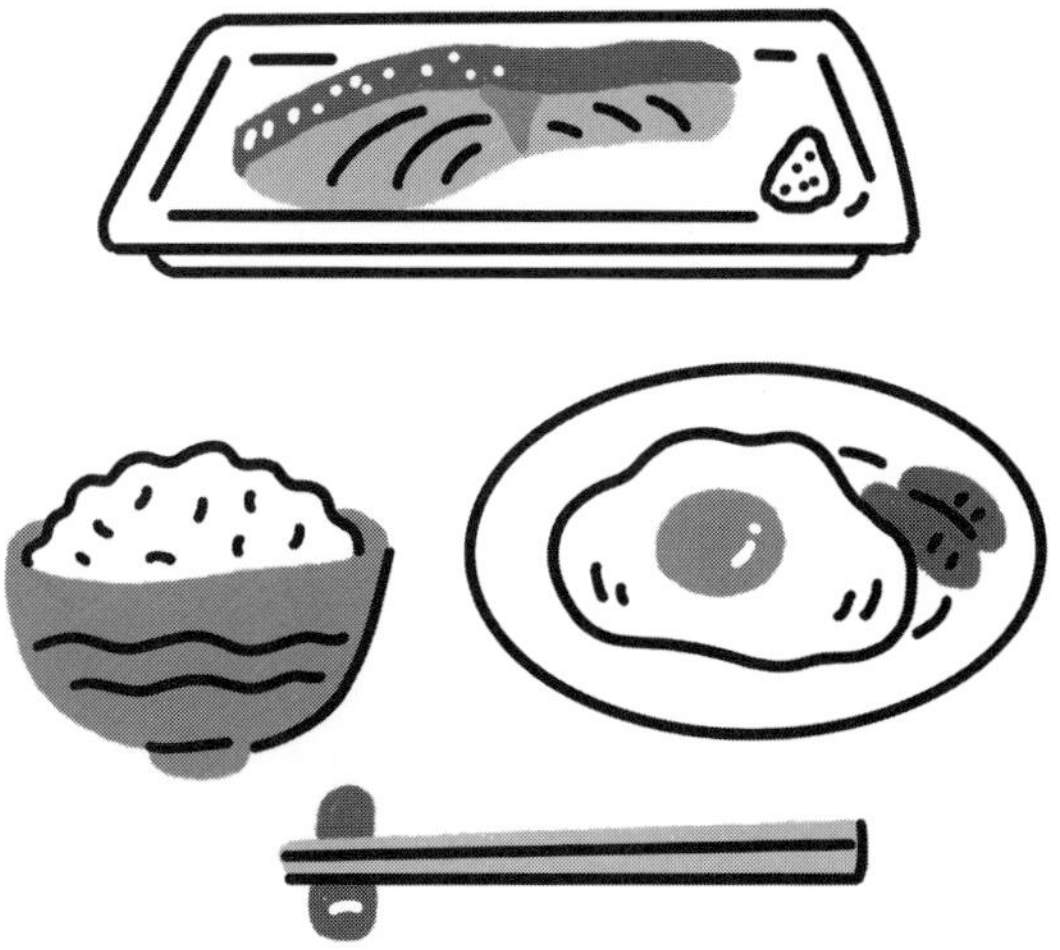

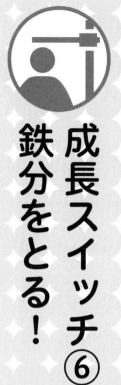

成長スイッチ⑥ 鉄分をとる！

◆鉄欠乏症は低身長の原因に

鉄は、体の中に3～4グラムほど存在するミネラルです。赤血球を作って貧血を予防する働きがあります。DNAをつくるのにも、鉄が使用されると言われています。

今の時代において、身長を伸ばす上でもっとも重要な栄養素をひとつだけ選びなさいと言われたら、私は「鉄」だと答えます。

前節のタンパク質も重要であることに変わりはないですが、鉄はタンパク質に比べると、ずっと不足しやすいのです。そして、不足していた場合には、それを満たせば身長が大幅に伸びることがわかっています。

それを示すのが、2009年に発表されたある論文です。カタールのハマド・メディカルセンターの先生が、カタールの1歳半ぐらいの子どもたちを対象に、鉄欠乏性貧血に対して治療を行った前と後の、身長の違いを検討したという内容です。

鉄欠乏性貧血の子と、そうではない子を40人ずつ集めたところ、鉄欠乏性貧血の子どものほうが、もともと身長が低かったそうです。貧血でない子は0・25SDで、貧血の子は－1・2SD。大人になると、およそ6センチの差になることが予想されます。

身長の伸び率にも差がありました。貧血でない子の年間成長は9・7センチで、鉄欠乏性貧血の子は7・5センチと、2センチ強の差です。

成長期は鉄がどんどん消費される

これらの状態を確認した上で、鉄の補充を行い、6カ月間の経過観察をしました。すると、貧血だった子どもたちは、年間の成長が13・2センチにまで飛躍的に改善したのです。

これは1歳半の小さな子のデータですし、日本はカタールよりも鉄欠乏症の子どもは少ないだろうと思いますので、そのまま当てはめることはできませんが、「鉄の欠乏を解決すると、身長は伸びる」ということは、確かな事実と言えます。

さて、「鉄は不足しやすい」と先ほど言いましたが、これは日本人の子どもでも同じです。なぜなら、鉄は成長期において、ふんだんに消費されるからです。

WHOによる貧血の基準値（左図）を見てみましょう。

ここで記されるのは、ヘモグロビン値が「これくらいあれば貧血ではない」という数値です。5歳未満なら11、5歳〜12歳未満が11・5、12歳〜15歳未満が12、15歳以上が13と、年齢が上がるほど、だんだん増えていますね。

WHOによる貧血の基準値

年齢または性別	ヘモグロビン値（g／dL）
0.5～4.99歳	11.0
5.00～11.99歳	11.5
12.00～14.99歳	12.0
女性（15歳以上　非妊娠）	12.0
女性（妊娠時）	11.0
男性（15歳以上）	13.0

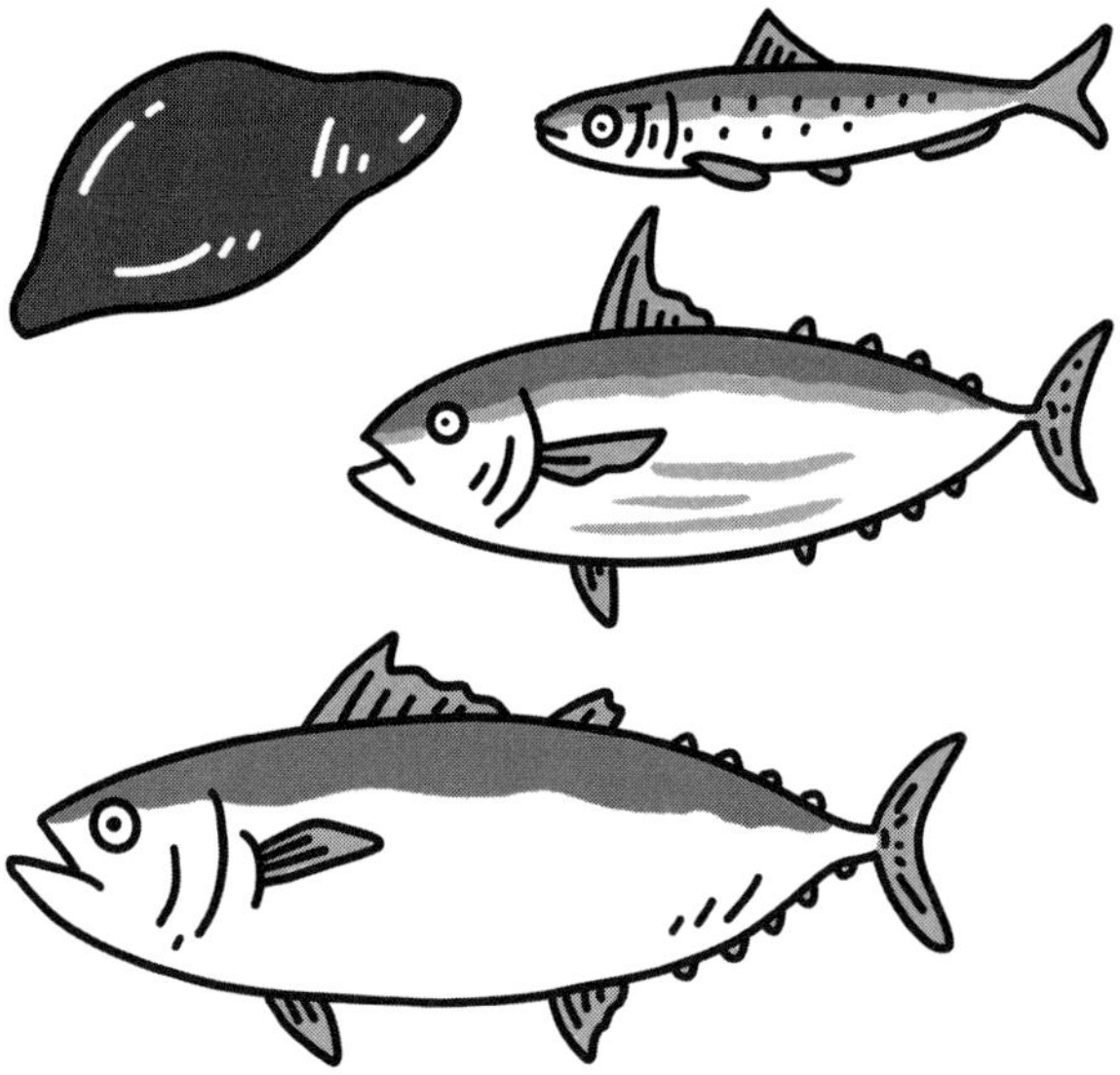

ヘモグロビンの値は、大人になるにつれて増えていき、その過程で鉄がたくさん消費されます。ですから成長期は鉄が欠乏しやすく、補充することによる身長への効果も期待できるわけです。

◆採血検査から見える鉄不足

「採血検査では鉄の欠乏を調べる」と30〜31ページでお話ししました。

ここでフェリチン（貯蔵鉄）の値を見ると、子どもはだいたい、大人に比べると低くなっています。大人よりも盛んに消費が行われているということです。

また、ＴＩＢＣ（総鉄結合能）は、どれぐらい鉄と結合する余力があるかを示す数値です。これは大人よりも高くなりがちです。つまり、結びつこうにも鉄が不足していて、力をもてあましている状態と言えます。

子どもの体では鉄が欠乏しやすい、ということがおわかりいただけたかと思います。では、どのようにして鉄をとればいいのでしょうか。

食品に含まれる鉄分には、「ヘム鉄」と「非ヘム鉄」があります。

ヘム鉄は、豚のレバー、かつお、いわし、まぐろなど。非ヘム鉄は、ホウレンソウ、しじみ、あさり、卵などに含まれます。

どちらがおすすめかというと、ヘム鉄のほうです。なぜなら、吸収率が良いからです。

双方とも鉄分そのものはしっかり含有されているものの、ヘム鉄の吸収率は15％なのに対し、非ヘム鉄の吸収率は５％。ヘム鉄をとったほうが効率的です。

13歳なら毎日8ミリグラム

量としては、「食品成分表２０２１」（厚生労働省）を参考にすると、年齢別の推定平均必要量は次のとおりです。

３〜５歳……４・０ミリグラム
６〜７歳……５・０ミリグラム
８〜９歳……６・０ミリグラム
10〜11歳……７・０ミリグラム
12〜14歳……８・０ミリグラム
15〜17歳……８・０ミリグラム
18〜29歳……６・５ミリグラム

３歳から17歳まではずっと上がって、18歳以降は減っているのも、先ほどのヘモグロビンの話と符合しますね。

今13歳だとして、１日の必要摂取量は８ミリグラム。豚の生レバーの含有量が１００グラムあたり13ミリグラムだそうですから、60グラムぐらい食べればいい計算になります。

といっても、毎日豚レバーを食べるのは難しいですね。もちろんほかの食材でもＯＫです。目安としてイメージしていただければ結構です。

成長スイッチ⑦ 亜鉛をとる！

◆効果は高いが、副作用にも注意

亜鉛も鉄と同じく、欠乏しやすいミネラルです。実際、多くのお子さんを採血していると、亜鉛が欠乏しているケースが非常に多いと感じます。この亜鉛もまた鉄と同じく、欠乏を解消することで、身長の伸びが期待できます。

タイの公立学校に通う4～13歳の学生70人を対象とした研究では、亜鉛とマルチビタミンを週5日、6カ月内服した子と、まったく内服しなかった子に分けて身長の伸びを比較しています。

結果は、亜鉛を内服した子は4・9±1・3センチ、内服しなかった子は3・6±0・9センチと、あきらかな差が出ました。しかも、飲み始めて2カ月後から差が出始めたそうです。

ただし、これまた鉄の場合と同じく、栄養事情の違う日本にそのまま当てはまるとは限りません。

そして、ここで注意事項です。

亜鉛が良いからといって、子どもが亜鉛のサプリメントを飲むのはおすすめしません。

亜鉛サプリは大人用につくられていて、子ども用の安全性は確認されていません。過剰摂取によって銅欠乏や鉄欠乏になったり、サプリの添加物によって肝機能障害などを引き起こしたりする可能性もあるので、避けたほうが良いでしょう。

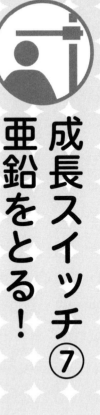

◆「抹茶」で気軽に亜鉛がとれる！

ですから、亜鉛は食事から摂取するのがベターです。亜鉛を多く含むものは何かというと、真っ先に挙がるのが、牡蠣や豚のレバーです。またしても豚のレバーが出てきましたが、これを食べる機会はそうそうないですね。牡蠣も、人によっては味覚に合わないことがしばしばあります。

もっと気軽にとれる食品はないものかと、探してみたところ……「抹茶」には、１００グラムあたり６・３ミリグラムの亜鉛が含まれていることがわかりました。豚レバーや牡蠣が苦手な場合は、試してみるといいでしょう。

なお、亜鉛や鉄分は非常に代謝が早いので、毎日とることが大事です。毎食とは言いませんが、１日３食の中のどこかで亜鉛や鉄分をとれるように心がけましょう。

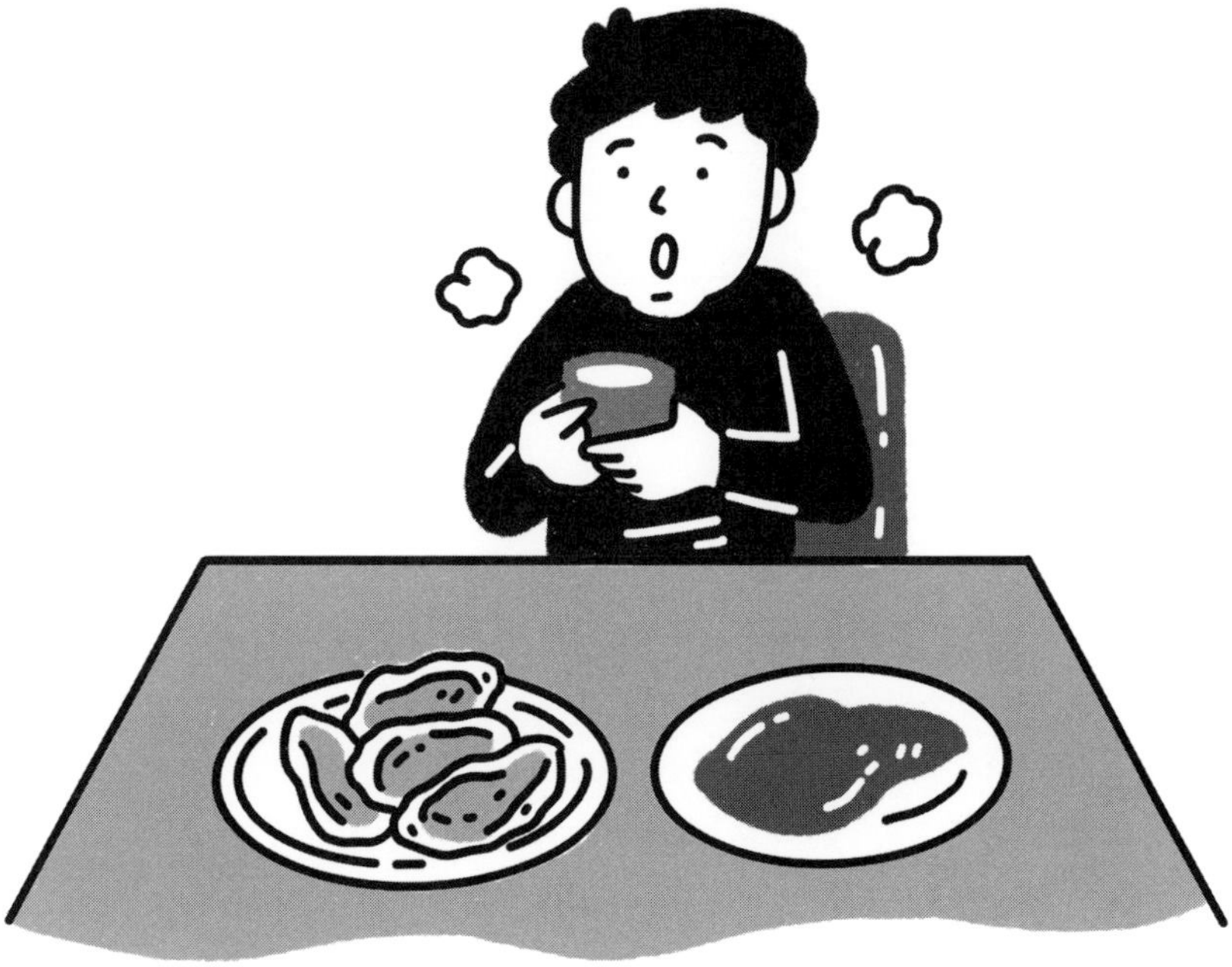

成長スイッチ⑧ ビタミンDをとる！

◆O脚の改善にも効果あり！

ビタミンDは、身長を伸ばすことに直接的な効果を及ぼすわけではありません。

しかし、骨の健康と相関性が高く、かつ欠乏しやすいことがわかっています。

最新のデータなので、あえてどなたの研究かは伏せますが、ビタミンDが「O脚」の改善に効果を発揮したことが報告されています。

膝と膝の間が開いていた4歳の子にビタミンDを一定量投与し、1年にわたって経過観察したところ、改善が見られたとのことです。この子どものO脚は病気が原因ではなく「生理的」なもの

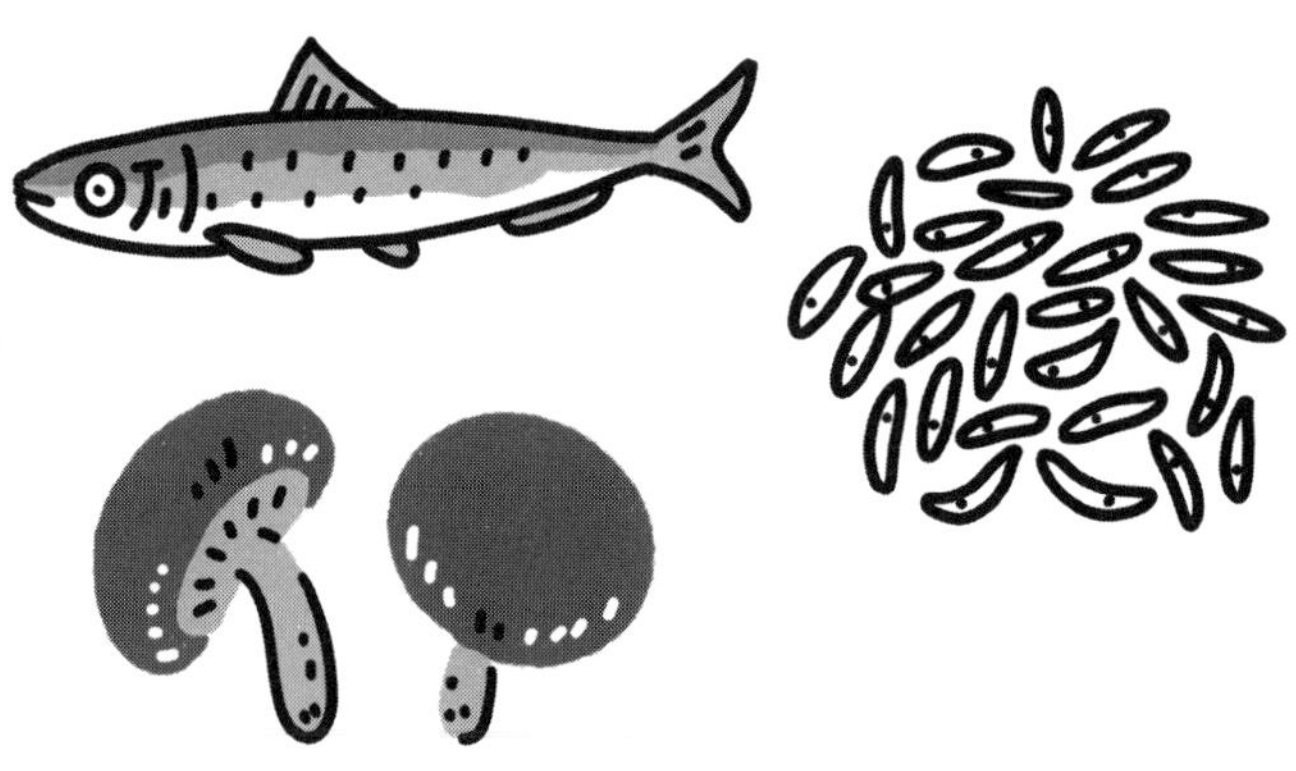

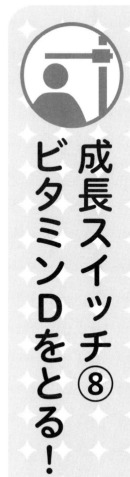

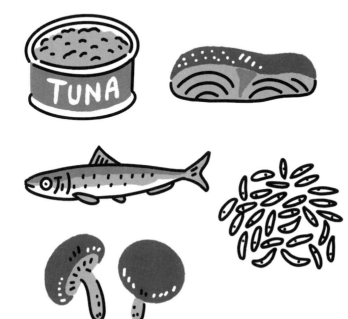

だったそうです。つまり、病気ではない、体質的なO脚にはビタミンDが効果的だということがわかります。

また、骨粗しょう症にも改善効果を発揮することから、骨を強く、健やかにする作用があることは確かです。

ビタミンDは欠乏しやすい一方、改善しやすいのも特徴です。実際、治療の過程でもそう感じます。

鉄分や亜鉛は代謝が早く、血中濃度も不安定なのですが、ビタミンDは2日に1度程度しっかり摂取すればすぐに数値が上がり、安定します。その理由は、脂溶性ビタミンであることが大きいでしょう。

ビタミンCなどの水溶性ビタミンは尿としてすぐに排出されますが、脂溶性ビタミンは摂取すれば体内にしっかりとどまるのです。逆に言うと、脂溶性ビタミンは過剰摂取するといろいろな障害を起こす可能性もあるということになるので、とりすぎには注意しましょう。

ツナ、しらす、しいたけなどからとれる

ですからビタミンDに関しても、サプリメントを大量に飲む、といったことは絶対に避けましょう。摂取するなら食品から、と心得てください。

ビタミンDを豊富に含む食品は、ツナやサーモン、いわし、しらす干し、しいたけなど。いずれもスーパーに並んでいる身近な食品なので、メニューにも取り入れやすそうですね。

なお、「成長スイッチ③　日光を浴びる！」でもお話ししたとおり、太陽光線にはビタミンDの合成を促す効果があります。日常的にビタミンDをとり、毎日しっかり光を浴びて、健康な骨をつくりましょう。

成長スイッチ⑨ バランスのとれた食事を！

◆「毎日豚レバー」はNG

身長の「受験直前期」にいる少年少女は、身長をなんとか伸ばそうとして、ついやりすぎてしまう傾向があります。

私のもとにしばしば寄せられるのが、「何を食べればいいですか？」という質問です。これはある意味危険な問いだな、と私はいつも思います。

ここまでお話ししたとおり、身長を伸ばすのに良い作用のある食品というものは、確かにあります。しかし、そればかりを食べるのは、あきらかに不健康です。

私にこうした問いかけをする子は、悩んでいるがゆえに、私の答えによっては、そればかり食べるという行動に走りがちです。私が豚のレバーが良いと言えば、毎日3食、豚のレバーを食べかねない勢いです。それでは絶対に体を壊します。

「こういう食材が良い」という話には、例外なく、大前提があります。

「バランスのとれた食事をする」、という大前提。これが大切です。

具体的には、主食と副菜をとること。糖質、脂質、タンパク質、ビタミンをとること。

それを満たした上ではじめて、「こんなものを取り入れると良いですよ」という話になるのです。あたりまえのことですが、せっぱつまってい

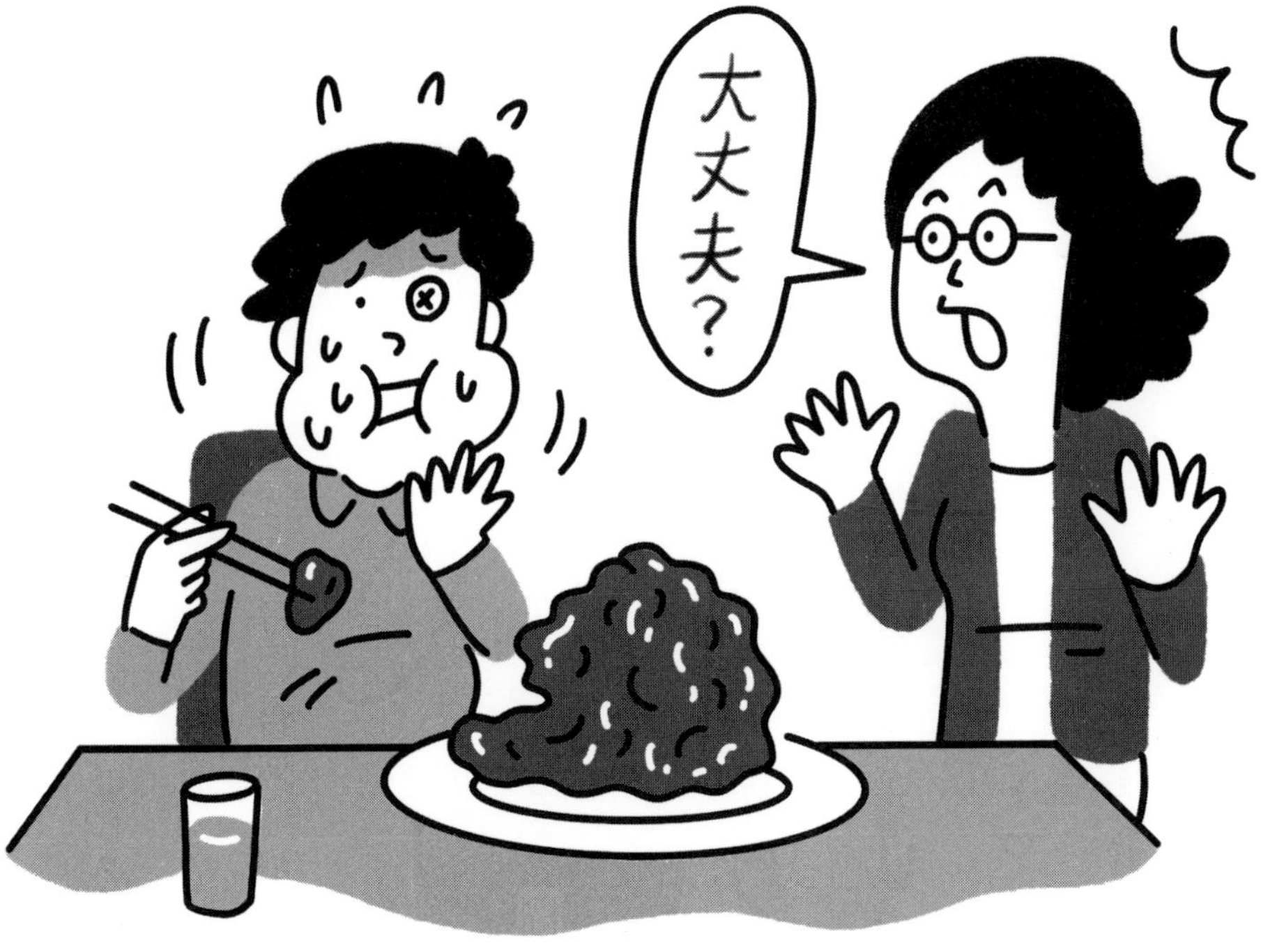

ると、つい見落としてしまうので注意しましょう。

◆きちんと考えられる大人になるために

71ページで、「成長ホルモンが出るのは最初の4時間なのだから、長く寝なくてもいいのでは？」と考えるのは乱暴だ、と言いましたね。

食事も同じことです。成長ホルモンだけを出せば良い、という話ではありません。まずはバランスのとれた食事をとることで、健康な体と心をつくる。身長の話はそれからです。

本題から脱線しているように感じるかもしれませんが、身長においても人生においても、これは重要なことです。物事の理解は「全体を見てから細部に入っていく」という順番をたどることが大事です。マクロの視点から入って、ミクロに入っていく、ということを忘れないでください。

成長スイッチ⑩ ポジティブに考える!

◆ネガティブな性格だと身長が伸びない!?

身長の伸びを見えないところで左右しているのが、メンタルの状態です。ネガティブな気持ちを抱いていたり、強いストレスを感じていたりすると、身長の伸びは妨げられます。

13歳といえば、心の中は激動の時期ですね。小さいことでも悩んでしまうし、親や先生に反感をもつこともあるし、ときには友だちといさかいを起こすこともあるでしょう。

しかし、それでも、ポジティブでいましょう。「毎日こんなにストレスが多いのに、ポジティブになんかなれるの?」と思うかもしれませんが、そこは考えようです。

物事には、変えられない部分と、変えられる部分があります。

たとえば「他者」を変えたくても、イヤな人が突然いい人になったりすることはありません。もし、その人がそんな変身を遂げたなら、それは本人が変わろうと思ったからです。

そうです! 変えられる部分とは「自分」です。イライラしたときや落ち込んだときに暗い顔のままでいるか、「まあ、いいか」と思うか。どちらを選ぶかは、自分で決められますね。

このポジティブ思考が、身長にも良い効果をもたらすのです。

✦「＋9センチ」を目指して前を向く！

この第3章のはじめに、生活習慣を必死で身につけよう、と話しました。この「必死さ」にも、ポジティブさが不可欠です。「どうせうちは、親が小柄だし」などと思いながら、必死にはなれません。

もしも、そんなネガティブな気持ちがよぎったときは、19ページの式を思い出してください。

＜男子＞遺伝身長＝（両親の身長＋13）÷2±9

＜女子＞遺伝身長＝（両親の身長－13）÷2±8

男の子も女の子も、注目すべきポイントはひとつ。最後の「±9（8）」です。

親の身長がどうあれ、そこから9（8）センチ（人によってはもっと伸びる場合もあります）も、高くなる可能性があるのです。あきらめず、投げ出さず、「明日はもっと！」と思って毎日を過ごしましょう。私は、そんな若人たちを全力で励まし続けたいと思っています。

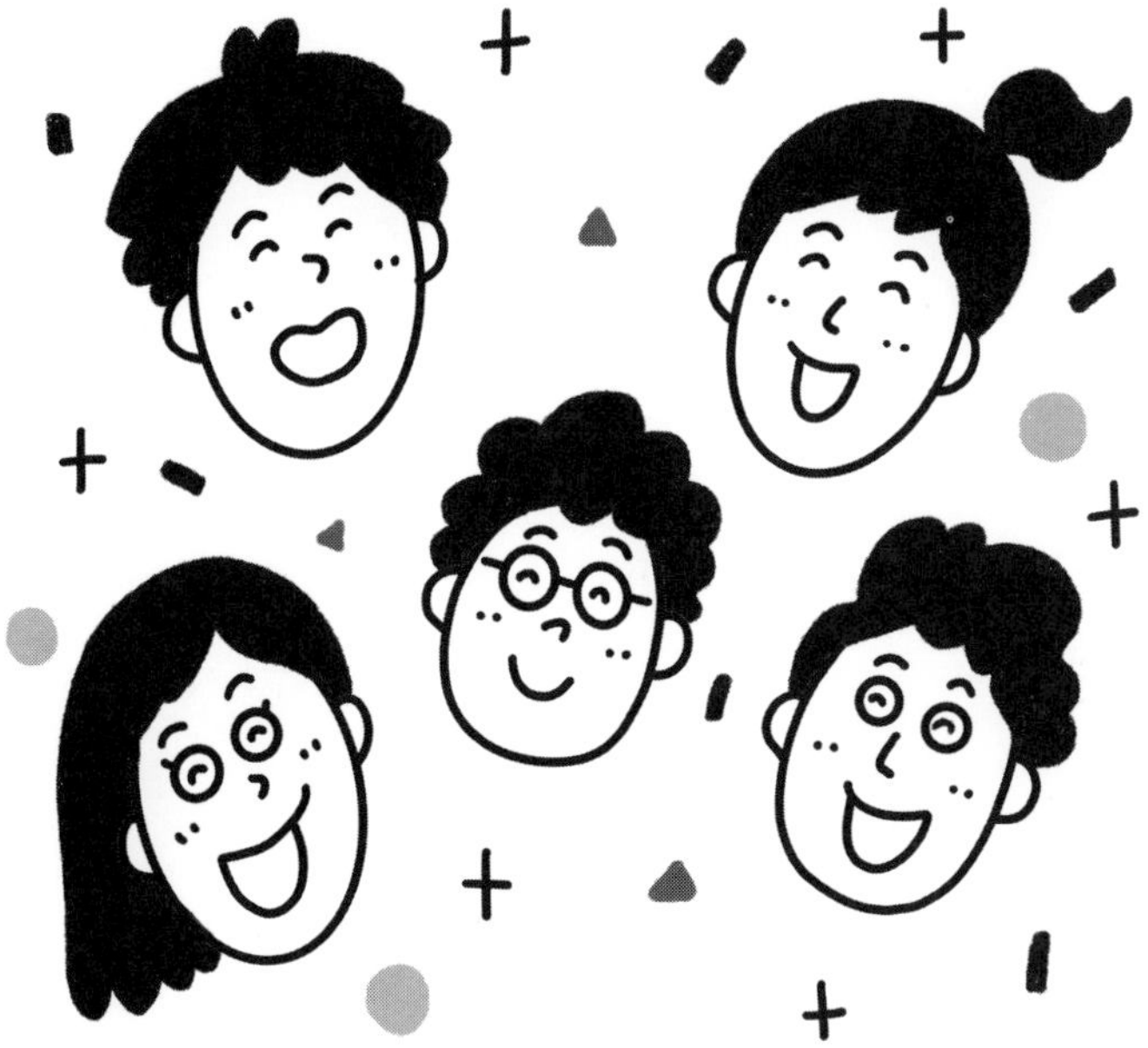

コラム

夜食をとるなら、ご飯ものより卵！

「寝る直前の夜食は太る」と言われますね。ですから肥満気味なら、身長に良くないので夜食は避けたほうが良いと思います。

肥満でないなら、空腹を放置すると栄養が欠乏するおそれがあるので、食べたほうが良いでしょう。

ただしその場合も、みなさんがイメージするような、お茶漬けやおにぎりの類はＮＧです。糖質は、肥満を招きやすいからです。

同じ理由で、脂質も良くありません。ＯＫなのは、ビタミン、ミネラル、タンパク質です。

——とはいえ肉や魚は調理しなくてはいけないし、タンパク質をとると脂質も一緒にとってしまいそうだし、これもまた悩ましいところ。

そこで、おすすめなのが「ゆで卵」です。ゆで卵にちょっと塩を振って（マヨネーズより塩がベターです）食べると、タンパク質を効果的に摂取できます。

お腹のすいた夜に備えて、いくつか用意しておくと良いかもしれませんね。

おわりに

私は動画やブログなどで「身長先生」と名乗るとき、そこに2つの意味を込めています。

ひとつ目はご存じのとおり、医師としての「先生」としての気持ち。

2つ目は、受験生を教える塾の先生のような気持ちです。

「がんばって伸ばすぞ!」「目指せ○○センチ!」「ウカウカしてちゃいけないぞ!」と子どもたちを励ます、ちょっとスパルタでアツい熱血先生——そんなイメージです。

なぜこんなふうに指導するのか。それはもちろん、「生徒たち」を応援したいからです。

それに、生徒たちに「必死であれ!」と言っているのに先生がのんびりしていたり、冷めた態度をとっていたりしたら、説得力がありません。

この本の中で、私は「必死で」と何度か言いましたが、その必死さにも、2つの要素があります。

ひとつは、「続ける力」です。勉強は、毎日やらないと成績が上がりません。同じく、身長を伸ばす生活習慣も、毎日やらないと身につきませんし、もちろん成果にもつながりません。

もうひとつは、「1センチをバカにしない力」です。1センチを笑う者は、1センチに泣く。「たかが1センチ」とバカにするような子は、1センチも伸ばすことはできません。

ブログでよく、こんなふうに聞いてくる子がいます。「先生、寝る前のスマホをやめて、どれくらい身長変わるんですか?」。

この質問は、「これを50問解いたら、どれぐらい偏差値が上がりますか?」という問いと似ています。目に見える結果がすぐにほしいわけですね。

しかし、たぶん50問を解いたところで偏差値はあまり変わらないでしょうし、スマホをやめても——実のところ、その効果は1センチか、もしかしたら、それにも満たないかもしれません。

しかし、だからといって「じゃあ、スマホやめなくていいか」と思ったら、そこでおしまいです。1センチでも——いいえ1ミリでも、小さなことを毎日積み重ねて、数字をもぎ取っていく。この姿勢が必要なのです。

あきらめずにコツコツと実践する子が、最後は勝つのです。この本を隅々まで読んで、私の動画やブログも見て、できることは全部試して——それぐらいの気持ちで臨んでこそ、身長は伸びるのです。

「がんばった」という経験は、身長とは関係なく、のちのちの人生の糧になります。子どもたちは、その若さのエネルギーを、体と心の成長に注ぎ込みましょう。

そしてご家族は、子どもの成長を応援しましょう。私はこの本を通して、子どもたちを励ますと同時に、お父さんやお母さん、そして祖父母の方々など、ご家族全員にも励ましの気持ちを送りたいと思っています。

私の動画チャンネルを訪れる方々の年齢層を解析すると、10代が半分、残り半分は30~50代の子育て世代で、中でも多いのが40代です。この方々が、10代の子どもを持つ親御さんであることは想像にかたくありません。

子どもにとっての身長の悩みはしばしば、ご家族にとっても悩みとなります。とくに親御さんが心を痛めるのは、「子どもが小柄なのは、自分のせい？」と思うときです。

自分も小柄だから、子どもも伸びないかもしれない、申し訳ない……。そんなふうに、自分を責めてしまう親御さんが多いのです。

しかし、この本を読んでくださった方は、もうご存じでしょう。遺伝身長の計算式には、最後に「±9（8）」という数字がつく。つまり、遺伝に関係なく伸びる余地が9（8）センチもあるのです。これはとても大きい数字だと思いませんか？

日本人の平均身長が、過去70年にわたって伸び続けてきたことも、ご存じのとおりです。その主な理由は、栄養が改善されたことです。栄養とはまさに、親御さんたちがつくる食事によって支えられる要素です。この本でお伝えした「身長を伸ばす栄養素」を、ぜひ毎日のメニューに取り入れましょう。もちろん、「愛情」という心の栄養もたっぷり補給してください。

これもまた、毎日の積み重ねです。ひとつひとつの行動は、ごく小さな効果にしかつながらなくとも、投げ出さずに毎日続けることが大事です。

お子さんと一緒に、1センチを、1ミリをもぎ取っていきましょう。

骨端線が閉じるその日――「合格発表日」は、そう遠くないうちにやってきます。そのとき、「やるだけのことはやった」と、心の底から納得できるようにしましょう。

それまでの日々を、親子そろって笑顔で振り返れることを、私は心より願っています。

2023年2月　田邊 雄

〈著者略歴〉
田邊 雄（たなべ・ゆう）
整形外科専門医。膝の再生医療と小児身長治療のスペシャリスト。
金沢医科大学医学部医学科卒業。順天堂医院整形外科入局後、順天堂医院関連施設に勤務。西新宿整形外科・院長職を経て、2020年に東京神田整形外科クリニックを開業、同院長を務める。

動画チャンネル「身長先生田邊雄」
https://www.youtube.com/@shinchou.sensei/featured

院長の身長ブログ
https://tokyo-seikeigeka.jp/ 身長外来 /blog

装幀　村田 隆（bluestone）
イラスト　ナカオ テッペイ
編集協力　林 加愛

低身長治療の専門医が教える！
13歳からでも身長は伸ばせる！　10の成長スイッチ

2023年4月3日　第1版第1刷発行
2023年11月21日　第1版第2刷発行

著　者　田邊 雄
発行者　村上雅基
発行所　株式会社PHP研究所
京都本部　〒601-8411　京都市南区西九条北ノ内町11
〔内容のお問い合わせは〕暮らしデザイン出版部 ☎075-681-8732
〔購入のお問い合わせは〕普　及　グ　ル　ー　プ ☎075-681-8818

印刷所　図書印刷株式会社

ISBN978-4-569-85458-8